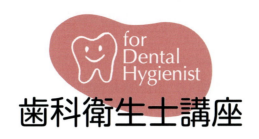

歯科衛生士講座

歯科放射線学

編集

金田　隆
奥村泰彦
村上秀明

永末書店

筆者一覧

雨宮俊彦　日本大学歯学部 歯科放射線学講座 助教

新井嘉則　日本大学歯学部 歯科放射線学講座 教授

荒木和之　昭和大学 特任教授（歯科放射線科）

奥村泰彦　明海大学歯学部歯科放射線学分野 名誉教授・客員教授

小椋一朗　日本歯科大学新潟生命歯学部 歯科放射線学講座 教授

小田昌史　九州歯科大学 歯科放射線学分野 准教授

柿本直也　広島大学大学院 医系科学研究科 歯科放射線学研究室 教授

金田　隆　日本大学松戸歯学部 放射線学講座 教授

金久弥生　明海大学保健医療学部 口腔保健学科 教授

川島雄介　鹿児島大学病院 放射線診療センター 顎顔面放射線科 講師

倉林　亨　東京医科歯科大学 名誉教授

酒巻裕之　千葉県立保健医療大学健康科学部 歯科衛生学科 教授

櫻井　孝　神奈川歯科大学歯学部 画像診断学講座 画像診断学分野 教授

笹井正思　大阪大学歯学部附属病院 放射線科 助教

佐藤有華　元 日本大学歯学部 歯科放射線学講座

三分一恵里　明海大学保健医療学部 口腔保健学科 講師

志摩朋香　北海道大学大学院歯学研究院 口腔病態学分野 放射線学教室 助教

田中達朗　鹿児島大学医歯学総合研究科 顎顔面放射線学分野 教授

徳永悟士　日本大学松戸歯学部 放射線学講座

原　慶宜　日本大学松戸歯学部 放射線学講座

原田卓哉　奥羽大学歯学部 放射線診断学講座 教授

本田和也　日本大学歯学部 歯科放射線学講座 特任教授

箕輪和行　北海道大学大学院歯学研究院 口腔病態学分野 放射線学教室 教授

村上秀明　大阪大学大学院歯学研究科 歯科放射線学講座 教授

森本泰宏　九州歯科大学 歯科放射線学分野 教授

（五十音順）

序文

　日常歯科臨床に関連する歯科放射線学は放射線医学の一分野であり、その進歩はめざましく、歯科診療補助としての歯科衛生士の卒前教育において理解、修得すべき内容は年々著しく増加しています。しかしながらそれらの根底を流れる理念は、放射線をいかに人類の健康維持と疾病の治療に役立てるかであり、そのためには、歯科衛生士として放射線の生物学的影響や防護を理解し、適切な画像検査の補助や管理を行う使命があります。よって、従来から歯科衛生士の臨床に必修となる歯科放射線に関する問題が歯科衛生士国家試験に毎年複数題出題されています。しかし、歯科放射線学のこれら内容を一冊で効率的に学ぶ教科書は大変乏しいのが現状でした。

　この状況を踏まえ、本書は各エキスパートの著名な先生方により、歯科衛生士国家試験問題の内容もすべて網羅しながら、知っておくべき放射線生物学や放射線治療および放射線の防護や管理を中心とした、放射線の基礎および臨床応用から正常画像解剖や病的像も学び、近年のコンピュータの発達により急速に発達するデジタル画像やエックス線CT、磁気共鳴画像検査（MRI）、超音波検査およびPETを代表とする核医学検査についても学びます。また、本書の特徴は、難解な表現、記載は避け、イラストや表および画像を見るだけでも理解できるよう、わかりやすく系統立てて、記載、編集しました。

　本書は歯科学生、研修医および臨床の最前線で診療をされている先生まで、日常診療のかたわらに携えることができる、わかりやすい教科書とも考えています。

　本書が、放射線の生物学的影響や防護を理解し、適切な画像検査の補助や管理を行うことができる歯科衛生士になる一助となれば幸いです。

2019 年 1 月 吉日

金田　　隆
奥村泰彦
村上秀明

目次

第 1 章　歯科診療における放射線　1

1 放射線学の歴史　1
- ❶ エックス線の発見　1 ／ ❷ 放射能の発見　2

2 医療における放射線の役割と関連法規　3
- ❶ 放射線と法律　3 ／ ❷ 医療における放射線の役割と歯科衛生士のかかわり　7

第 2 章　放射線の基礎知識　8

1 エックス線の発生　9
- ❶ エックス線の発生原理　9 ／ ❷ エックス線発生装置　9

2 放射線とその性質　10
- ❶ 原子の構造　10 ／ ❷ 電離と励起　10 ／ ❸ 放射線の種類　11 ／ ❹ 放射性同位元素とは　12

3 放射線の単位　12
- ❶ 照射線量　12 ／ ❷ 吸収線量　13 ／ ❸ 等価線量　13 ／ ❹ 実効線量　13 ／ ❺ 放射能　13

第 3 章　放射線の人体への影響　15

1 放射線影響の生物学的発現過程　15

2 細胞・組織・臓器への影響　16
- ❶ 細胞の放射線感受性　16 ／ ❷ 組織や臓器の放射線感受性　17

3 人体への影響　17
- ❶ 確定的影響と確率的影響　17 ／ ❷ 早期影響と晩期影響（晩発障害）　18 ／ ❸ 身体的影響と遺伝的影響　18

第 4 章　放射線防護　20

1 放射線防護の目的　21
- ❶ 放射線のもつ利益と不利益　21 ／ ❷ 放射線防護　22

2 被曝の分類　23
- ❶ 職業被曝　23 ／ ❷ 公衆被曝　23 ／ ❸ 医療被曝　23

3 放射線防護体系　23
- ❶ 行為の正当化と防護の最適化　23

4 防護の実際　25
- ❶ 医療従事者の防護　25 ／ ❷ 患者の防護　26 ／ ❸ 一般公衆の防護　28

5 被曝線量測定と管理 28

①個人および環境の被曝線量測定 28 ／②被曝の管理 28

第5章 エックス線画像の形成 30

1 エックス線の性質 30

①エックス線と物質との相互作用 30 ／②エックス線の減弱 31

2 エックス線画像形成 32

①コントラスト 32 ／②エックス線フィルムと現像処理 33 ／③アナログ画像で用いる増感紙 33 ／④デジタル画像とそのシステム 34

3 画像の評価 36

①エックス線写真の画質 36 ／②アナログ画像とデジタル画像の比較 36

第6章 エックス線画像検査 38

1 エックス線投影の原則 39

①エックス線撮影の原理 39 ／②単純エックス線検査 39 ／③焦点・被写体・画像検出器の関係 39

2 口内法エックス線撮影 40

①口内法撮影装置 40 ／②口内法エックス線撮影法 42 ／③その他の口内法エックス線撮影 42 ／④口内法エックス線検査の失敗例 45

3 パノラマエックス線撮影 48

①エックス線断層撮影 48 ／②パノラマエックス線撮影の原理 48 ／③パノラマエックス線撮影装置 49 ／④パノラマエックス線画像の障害陰影 50 ／⑤パノラマエックス線撮影の失敗例 51 ／⑥パノラマエックス線検査と口内法エックス線検査の比較 53

4 その他のエックス線撮影 54

①頭部エックス線規格撮影 54 ／②頭部後前方向撮影 55 ／③頭部側方向撮影 55 ／④頭部軸方向撮影 56 ／⑤上顎洞撮影（ウォーターズ撮影法） 56 ／⑥顎関節撮影 56

5 CT 58

①撮影の原理 58 ／②画像の表示・撮影の特徴 58 ／③造影CT 59

6 歯科用コーンビームCT 60

①撮影の原理 60 ／②画像の表示 60 ／③撮影の特徴 60 ／④歯科領域での利用 61

7 MRI 62

①検査の特徴 62 ／②検査対象 62 ／③画像の表示 63 ／④利点 63 ／⑤欠点 63

8 超音波装置 64

①超音波検査法の原理 64 ／②画像の表示 64 ／③検査の特徴 64 ／④歯科口腔外科領域での利用 65 ／⑤周波数の比較 65 ／⑥超音波の周波数と観察対象 66

9 核医学検査 66

v

1 シンチグラフィとシングルフォトンエミッション CT（SPECT）　66 ／ **2** ポジトロンエミッション断層撮像（PET）　67

10 造影検査（摂食嚥下検査）————————————————————————————— 68

1 造影剤の種類　68 ／ **2** 唾液腺造影検査　68 ／ **3** 嚥下造影検査　69

第**7**章　画像診断 72

1 正常解剖像 ——————————————————————————————————— 72

1 口内法エックス線写真　72 ／ **2** パノラマエックス線撮影　74 ／ **3** 頭部エックス線規格撮影法（セファログラム）　75

2 病変の画像所見 ————————————————————————————————— 76

1 歯および歯周組織の疾患　76 ／ **2** 顎・顔面領域の疾患（炎症、囊胞、腫瘍、その他疾患）　80

3 口腔インプラントでよく用いられる画像検査法 ——————————————————— 84

1 インプラントの画像診断の目的　84 ／ **2** インプラント治療での口内法・パノラマエックス線検査の利点・欠点　85 ／ **3** インプラントの埋入手順　85

第**8**章　放射線治療 88

1 放射線治療の概念と治療法 ————————————————————————————— 89

1 放射線治療の概念　89 ／ **2** 放射線治療の方法　89

2 放射線治療の副作用と口腔管理 ————————————————————————— 91

1 口腔癌、頭頸部癌への治療の副作用　91 ／ **2** 口腔癌、頭頸部癌放射線治療患者の口腔管理　92

第**9**章　歯科診療補助 96

1 口内法エックス線撮影の診療補助 ————————————————————————— 97

1 撮影機器の準備　97 ／ **2** 撮影の手順　99 ／ **3** 配慮が必要な患者のエックス線撮影　105 ／ **4** 感染対策　107

2 パノラマエックス線撮影の診療補助 ———————————————————————— 109

1 撮影機器の準備　109 ／ **2** 撮影の手順　109

3 写真処理と画像保管 ———————————————————————————————— 111

1 フィルムを使用する撮影　111 ／ **2** デジタル撮影　113

4 品質保証 ——————————————————————————————————— 114

1 フィルムを使用する撮影の品質保証　115 ／ **2** デジタル撮影の品質保証　115

5 エックス線撮影診療補助における歯科衛生過程の活用 —————————————— 116

1 歯科衛生過程とは　116 ／ **2** エックス線撮影におけるアセスメントのポイント　117 ／ **3** 事例　118

永末書店ホームページのご案内

・右上に **カラー** マークのついた写真は、弊社ホームページ内「追加情報」にて
　カラー写真をご確認いただけます。

・歯科衛生士国家試験出題基準との対照表を弊社ホームページ内「追加情報」にて
　掲載しております。
　巻末記載の URL、QR コードなどをご活用のうえ、アクセスしてください。

本書を無断で複写複製すること（コピー、スキャン、デジタルデータ化等）は、「私的使用のための複写」など著作権法上の限られた例外を除き禁じられています。大学、病院、診療所、企業などにおいて、業務上使用する目的（診療、研究活動を含む）で上記の行為を行うことは、その使用範囲が内部的であっても、私的使用には該当しません。
また、私的使用に該当する場合であっても、代行業者等の第三者に依頼して上記の行為を行うことは違法となります。
なお、いかなる場合においても、スキャン等した複製データの売買、譲渡および共有は違法であり、禁じられています。

JCOPY ＜出版者著作権管理機構 委託出版物＞
本書を複製される場合は、そのつど事前に、出版者著作権管理機構
（電話 03-5244-5088、FAX 03-5244-5089、e-mail：info@jcopy.or.jp）の許諾を得てください。

第1章
歯科診療における放射線

1 放射線学の歴史
2 医療における放射線の役割と関連法規

おぼえよう

1. エックス線は1895年にレントゲンによって発見された。
2. ベクレルはウランの放射能を発見した。
3. キュリーは放射能を有するポロニウムやラジウムを発見した。
4. 電離放射線が人に照射されると放射線障害の発生が予想される。
5. 撮影時にエックス線照射（スイッチを押す動作）が法律で認められているのは、医師、歯科医師、診療放射線技師だけである。
6. 放射線診療従事者は、年に2回健康診断を受けなくてはならない。
7. 放射線診療従事者の健康診断には、問診、被曝歴の有無、血液、皮膚、眼の検査が含まれる。

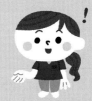

1 放射線学の歴史

① エックス線の発見

1895年、ドイツの物理学者レントゲンにより、エックス線が偶然発見された。レントゲンは電子の流れを確認する真空放電の実験を行っていた。放電管から

レントゲン
エックス線

未知の線が出ていることを発見し、これをエックス線と名づけた。

　現在ではエックス線を利用して骨の状態を見ることは一般的だが、当時、生きた組織の中の骨が見えることは世間にエックス線への恐ろしいイメージを植えつけかねなかった。そこでレントゲンは、エックス線に関する論文と妻の手のエックス線写真、羅針盤、木箱の中の分銅のエックス線写真をまず高名な研究者に送った後、世間へと公表した。

　このときレントゲンには自分が**被曝**している認識はなかった。その後、手のエックス線写真を撮ることやリアルタイムでエックス線による透過映像を観察する装置がエンターテインメントとして流行るが、被曝による火傷や潰瘍、癌を発症するものが現れた。そこでエックス線リスクへの意識も生まれていった。レントゲンは1901年に**第1回ノーベル物理学賞**を受賞した。

被曝

第1回ノーベル物理学賞

❷ 放射能の発見

　放射能の第一発見者は、フランスの物理学者**ベクレル**である。1896年、ベクレルは実験に用いていた**ウラン化合物**と写真乾板とを偶然同じ引出しにしまう。すると後日、写真乾板は黒く感光しており、ウラン化合物から何らかの線が出ていることを発見した。ウランが有する放射線の発見である。

放射能
ベクレル
ウラン化合物

　このベクレルの発見に興味をもち、研究を重ねたのが、後に**キュリー夫人**と呼ばれる人物である。キュリー夫人は、夫とともに自分の実験室でポロニウムとラジウムという**放射性元素**を発見した。1903年、ベクレルとキュリー夫妻は放射能の発見によりノーベル物理学賞を受賞する。

キュリー夫人

放射性元素

　ベクレルは1908年に急死、キュリー夫人は1934年に再生不良性貧血で亡くなっている。放射能が2人の身体に影響を及ぼしていた可能性は否定できない。今日、放射線、放射能はさまざまな分野での研究および医学的検査、医療の現場において、なくてはならない存在となっている。そのプラス面とマイナス面をしっかりと認識し、人類に役立てていくことが重要である。

表1　放射線に関する出来事

	放射線に関する出来事
1895年	レントゲンがエックス線を発見
1896年	ベクレルがウランから放射線が出ていることを発見
1898年	キュリー夫妻がポロニウムとラジウムを発見
1899年	ラザフォードがアルファ（α）線とベータ（β）線を発見
1900年	ヴィラールがガンマ（γ）線を発見

（佐藤有華、新井嘉則、本田和也）

文献（巻末掲載）　　1）

2 医療における放射線の役割と関連法規

1 放射線と法律

　歯科診療におけるエックス線検査の役割は大きい。しかしエックス線をはじめとする**電離放射線**が人に照射されると、**放射線障害**の発生が予想される。そこで放射線被曝による障害から人を保護することを目的とした国際的な組織として、**国際放射線防護委員会**（ICRP：International Commission on Radiological Protection）がある。ICRPとは、放射線を利用する際、いかにその防護をしていくべきか、その基本的な方針、具体的な方策および防護基準となる数値などを検討するための国際的な会議である。その結果は「勧告」として公表されている。日本では医療分野における放射線の管理については、ICRP勧告をもとに医療法等の4つの法令が関係している（**図1**）

電離放射線
放射線障害

国際放射線防護委員会（ICRP）

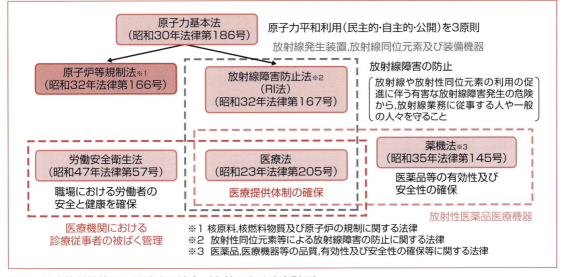

図1　医療放射線管理に関連する法令（文献2より改変引用）

1）放射線管理の責任

　医療機関の放射線管理の一義的な責任はその医療機関の管理者にある。管理者には医療法施行規則など以下の事項が義務づけられている。

放射線管理

（1）放射線診療従事者（医療法）

　定義：病院で医療行為を目的として設置されたエックス線装置等の取り扱い、管理またはこれに付随する業務に従事する者であって管理区域に立ち入る者。

放射線診療従事者

- 具体的には歯科医師、放射線診療技師、看護師、准看護師、歯科衛生士である。事務職員は含まれない。
- 管理区域：実効線量が3か月間につき1.3 mSvを超える恐れのある場所（図2）

管理区域

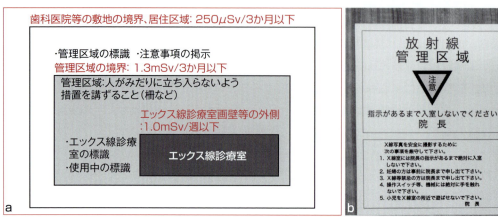

図2　放射線管理区域
a：区域指定、規制および講ずるべき措置　b：管理区域の標識（写真提供：奥村泰彦先生）

（2）診療放射線技師法

診療放射線技師法

診療放射線技師は厚生労働大臣の免許を受けて、医師または歯科医師の指示のもとに、放射線を人体に対して照射することを業とする者をいう（診療放射線技師法第2条2）。

医師、歯科医師、または放射線技師でなければ第2条2を規定する業をしてはならない（診療放射線技師法第24条）。

- すなわち看護師や歯科衛生士は放射線を照射することはできない（表1）。
- 病院の医療の場では、医師あるいは歯科医師が画像検査を放射線科に依頼し、診療放射線技師が撮影を行う。しかし、一般の診療所においては診療放射線技師が採用されていないことが多く、その場合には、医師あるいは歯科医師が直接撮影を行うことになる

表1　放射線業務

	歯科医師 医師	診療放射線技師	歯科衛生士 看護師
撮影機材準備	○	○	○
撮影の位置決め	○	○	○
放射線の照射	○	○	×

2）医療法施行規則

医療機関の管理者には医療法施行規則において以下の事項が義務づけられている。

・法令に関する具体例

1. 注意事項の掲示（第30条の13）
2. 使用の場所等の制限（第30条の14）
3. 患者の収容制限（第30条の15）
4. 管理区域（第30条の16）
5. 敷地の境界等における防護（第30条の17）
6. 放射線医療従事者の被ばく防止（第30条の18）
7. 患者の被ばく防止（第30条の19）
8. 取扱者の遵守事項（第30条の20）
9. エックス線装置等の測定（第30条の21）
10. 放射線障害が発生するおそれのある場所の測定（第30条の22）
11. 記帳（第30条の23）（**表2**）
12. 廃止後の措置（第30条の24）
13. 事故の場合の措置（第30条の25）

（1）エックス線装置の届出（第24条）

a. 新たに病院、診療所を開設する場合

この場合、エックス線装置の概要および平面図などの記載が必要。

b. 装置を設置した場合

病院または診療所の管理者は設置後10日以内に保健所を通じて所在地の知事に届けなければならない。

1. 病院または診療所の名称
2. エックス線装置の製作者名、型式および台数
3. エックス線高電圧発生装置の定格出力
4. エックス線診療室の障害防止に対する構造設備
5. エックス線診療に従事する医師、歯科医師、診療放射線技師またはエックス線技師の氏名およびエックス線診療に関する経歴
6. 予定使用開始時期

（2）口内法撮影用エックス線装置

1. 撮影専用で透視は行わない
2. 焦点−皮膚間距離は 15 cm 以上保つこと
3. 照射野の直径は 6.0 cm 以下に保つこと

注）パノラマエックス線装置は口内法撮影用エックス線装置に含まれない。一般の医科用装置と同様の扱いをうける。

（3）エックス線診療室

1．天井、床および周囲の画壁はその外側における1cm線量当量が一週間につき1mSv以下になるように遮蔽する。（第30条5）

2．エックス線診療室にはエックス線装置を操作する場所を設けないこと。

3．エックス線診療室である旨を示す標識を付すること。

・一般にエックス線診療室にエックス線診療と関係のない機器を設置し、エックス線診療以外の診療を行うことはできない。しかし、一時に2名以上の診療を行わない構造になっている歯科用エックス線撮影を行う室については兼用でもよい。

（4）放射線診療従事者等の健康診断

1．問診（被曝歴とその状況）と検査、検診による。

2．被曝歴の有無

3．血液検査（末梢血白血球像、赤血球の検査、血色素量、ヘマトクリット値）

4．皮膚の検査

5．白内障に関する眼の検査

（5）放射線管理の記録と保存（歯科医師法等）（表2）

1．エックス線装置設置届け

①エックス線診療室、管理区域、居住空間などの境界における放射線量の測定記録（5年間保存義務）

②エックス線放射線診療従事者等の被曝線量当量の測定記録および健康診断記録（5年間保存義務）

③診療録およびエックス線写真（5年間保存義務）

④エックス線事故点検の記録（法的義務なし）

表2　歯科診療録を含む保存義務のあるもの（抜粋）

書類名	保存期間	根拠条文
診療録（カルテ）	5年間	歯科医師法　第23条
エックス線装置の測定結果記録	5年間	医療法規則　第30条の21
放射線障害が発生する恐れのある場所の測定結果記録	5年間	医療法規則　第30条の22
歯科衛生士の記録	3年間	歯科衛生士法施行規則　第18条
検査所見記録	2年間	医療法規則　第21条1項9号
エックス線写真	2年間	医療法施行規則　第20条の5
エックス線装置等の使用時間に関する帳簿	2年間	医療法規則第30条の23

2 医療における放射線の役割と関連法規

医療における放射線の役割と歯科衛生士のかかわり

・歯科衛生士は、エックス線検査において歯科診療補助を行う。

歯科診療補助

・病変の診断や放射線治療に対する不安をもった患者の立場に立って支援を行う。

・放射線治療時の放射線口腔粘膜炎などの、口腔の有害事象（副作用）に対する予防や症状緩和のサポートを行う。

有害事象

（酒巻裕之）

文献（巻末掲載）　2）3）

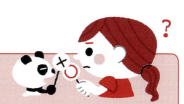

第1章 やってみよう

以下の問いに○×で答えてみよう

1. エックス線はレントゲンが発見した。
2. レントゲンは第1回ノーベル賞を受賞した。
3. ラジウムはキュリー夫人が発見した。
4. エックス線は体内を透過することができる。
5. 電離放射線が人に照射されると放射線障害の発生が予想される。
6. ICRPとは、放射線防護の基本的な方針を検討するための国際的な会議である。
7. 歯科衛生士は放射線診療従事者に含まれない。
8. 看護師や歯科衛生士は放射線を照射することはできる。
9. 歯科衛生士は歯科医師の指示のもと、エックス線撮影の補助を行う。

1○ 2○ 3○ 4○ 5○ 6○ 7× 8× 9○

第2章
放射線の基礎知識

1　エックス線の発生
2　放射線とその性質
3　放射線の単位

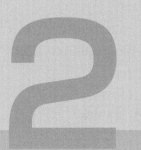

おぼえよう

❶ 陽極の電子が衝突する部位を焦点と呼ぶ。
❷ 焦点が小さいほど得られる画質は向上する。
❸ エックス線発生のための条件は、自由電子の存在、電子の高速運動（高電圧）、電子が衝突する阻止物質、真空である。
❹ 原子は原子核と軌道電子で構成されている。
❺ 原子核は陽子と中性子で構成されている。
❻ 電離放射線は電磁放射線と粒子放射線に大別される。
❼ 電磁放射線にはエックス線とガンマ線がある。
❽ 原子番号が同じでも質量が異なる元素を同位元素という。
❾ 放射性同位元素は、原子核の崩壊を起こし放射線を放出する。
❿ 放射線照射線量の単位はC/kg（クーロン・パー・キログラム）である。
⓫ 放射線の吸収線量の単位はGy（グレイ）である。
⓬ 吸収線量に放射線荷重係数をかけたものが等価線量で、単位はSv（シーベルト）である。
⓭ 各組織の等価線量に各組織の組織荷重係数をかけて総和したものが実効線量で、単位はSv（シーベルト）である。
⓮ 放射能の単位はBq（ベクレル）である。

1 エックス線の発生

1 エックス線の発生原理

エックス線は、高速で移動する電子が物質に衝突することによって発生する。高速電子が物質に衝突すると、原子核の近くで急速にその運動エネルギーを失う。失われた運動エネルギーのほとんどは熱に変わるが、その一部がエックス線として放出される（**図1**）。

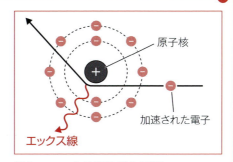

図1　エックス線の発生原理

2 エックス線発生装置

エックス線発生装置は、エックス線管とこれに接続された**加熱トランス、高圧トランス**からなる（**図2**）。エックス線管の陽極側（＋）にはターゲット、陰極側（－）にはフィラメントが向き合って配置されている。

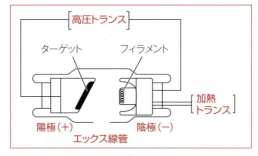

図2　エックス線発生装置

加熱トランスはフィラメントを加熱し、高圧トランスはエックス線管に60kVまたはそれ以上の高電圧をかける。フィラメントの金属内部の自由電子（自由に動き回る電子）を外に飛び出させ、これを加速させてターゲットに衝突させることによって、エックス線が発生する（**図3**）。このターゲットの中のエックス線が発生する部分（電子の衝突面）を**焦点**と呼ぶ。焦点の大きさはエックス線写真の画質と関連し、焦点が小さいほど画質は向上する。

エックス線を発生させるためには、**表1**に示す4つの条件が必要である。加速した電子が空気などの分子に衝突しないように、エックス線管の中は**真空**になっている。

表1　エックス線の発生条件

エックス線の発生条件
① 自由電子の存在
② 電子の高速運動
③ 電子が衝突する阻止物質の存在
④ 真空状態

第2章　放射線の基礎知識

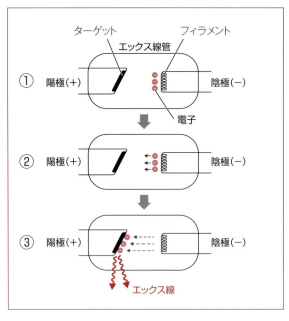

図3　エックス線の発生過程
①フィラメントを加熱する → フィラメント金属の中の自由電子が外に飛び出す
②エックス線管に高電圧をかける → 電子はマイナスの電荷をもつので、猛烈に加速されて陽極側に引っ張られる
③加速された電子がターゲットに衝突する → エックス線の発生

（倉林 亨）

2　放射線とその性質

1　原子の構造

原子　atom

- 全ての物質は、たくさんの原子の集合により構成されている。
- 個々の原子は、**陽子**と**中性子**からなる**原子核**と、原子核の周りの軌道を旋回する電子（**軌道電子**）から構成されている（**図1**）。
- 陽子は正の電荷を、電子は負の電荷をもち、通常は陽子の数と電子の数が同数である。
- 原子番号は原子がもつ陽子の数を表し、質量数は陽子と中性子を合わせた数により決まる。

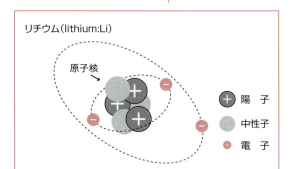

図1　リチウム原子の構造

陽子
中性子
原子核
軌道電子

電離　ionization
励起　excitation
基底状態

2　電離と励起

- 平常な状態の原子では、原子核の周りを電子が軌道に沿って旋回しており（軌道電子）、この状態を**基底状態**という（**図2a**）。
- 物質に放射線が照射されると、軌道電子は放射線のエネルギーを受ける。エネルギーが非常に大きい場合には、軌道電子が完全に原子の外まで弾き

出されることになり、この現象を**電離**という（**図2b**）。
- エネルギーが軌道電子を原子の外まで弾き出すほどまで大きくない場合には、軌道電子はより外殻の軌道に移動させられることになり、この現象を**励起**という（**図2c**）。

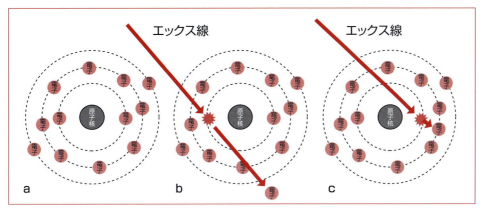

図2　電離と励起
a：基底状態（平常時）　b：電離　c：励起

❸ 放射線の種類

放射線　radiation

- 物質に照射したときに電離を生じる放射線は**電離放射線**という。
- 電離放射線には、質量をもつ粒子の流れである**粒子放射線**と、質量がなく波動エネルギーだけが光速で空間を伝わる**電磁放射線**がある（**図3**）。
- 放射性同位元素が崩壊する際に放出される**アルファ（α）線**と**ベータ（β）線**や、非常に高速な粒子の流れを加速装置で発生させる陽子線や電子線、重粒子線などは、粒子放射線である。
- 歯科医院や病院の検査などで一般的に利用されているエックス線と、放射性同位元素が崩壊する際に発生する**ガンマ（γ）線**は電磁放射線であり、テレビなどで利用されるラジオ波や、赤外線、可視光線、紫外線などと同じ電磁波である。
- エックス線やガンマ線は、ラジオ波や可視光線などと比較して波長が非常に短くエネルギーが大きいため、物質を透過する性質がある。

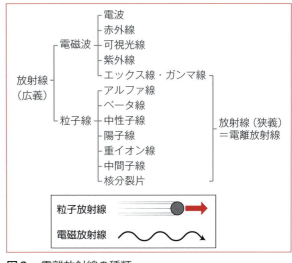

図3　電離放射線の種類

電離放射線
粒子放射線
電磁放射線
アルファ線
ベータ線
ガンマ線

4 放射性同位元素とは

- 原子数が同じで中性子数の異なる元素を**同位元素**という（原子番号は同じだが質量が異なる）。
- 同位元素は、原子番号が同じなので化学的性質は同じである。
- 同位元素には、自然界において原子核の安定した状態を保てる**安定同位元素**と、原子核の安定した状態を保てない**放射性同位元素**がある。
- 放射性同位元素は、原子核の崩壊を生じ、原子核が崩壊するときに放射線を出す。
- 水素（H）の例を挙げると、自然界に最も多く存在する水素は陽子1個と電子1個でできている（^1H）。その同位元素である重水素（^2H）は安定同位元素であるが、三重水素（^3H）は放射性同位元素であり、原子核の崩壊を生じ放射線を発生する（図4）。
- 放射性同位元素が原子核の崩壊を生じ、放射線を出す能力のことを放射能と呼ぶ。

放射性同位元素
radioisotope（RI）

同位元素

安定同位元素
放射性同位元素

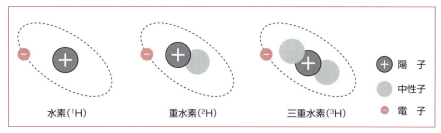

図4　水素、重水素、三重水素の模式図

3 放射線の単位

　放射線の量には、使用目的によりさまざまな単位が定義されており、状況に応じて適切な単位が用いられる。

1 照射線量

- 電磁放射線であるエックス線もしくはガンマ線を照射した際の線量を、空気1kgあたりに電離作用で生じる電荷量（C：クーロン）として表した単位が照射線量（C/kg）である。
- 電磁放射線の量を物理的に表したものである。

照射線量（C/kg：クーロン・パー・キログラム）

❷ 吸収線量

吸収線量（Gy：グレイ）

- 物質1kgあたりが吸収した電離放射線の線量を、エネルギー量（J：ジュール）として表した単位が吸収線量（Gy）である。
- あらゆる種類の電離放射線の量を表すのに適応される。
- 物質1kgあたり1Jのエネルギーを吸収した場合は1Gyとなる。

❸ 等価線量

等価線量（Sv：シーベルト）

- 放射線の種類が異なると、同じ吸収線量でも生物に及ぼす影響の度合いが大きく異なるため、吸収線量に放射線の種類ごとに定められた係数を乗じ、生物に及ぼす影響を等しく補正した値が等価線量で、単位はSvである。
- 放射線の種類ごとに定められた係数を**放射線荷重係数**と呼ぶ。

放射線荷重係数

- 等価線量（Sv）＝ 吸収線量（Gy）×放射線荷重係数
- エックス線とガンマ線の放射線荷重係数は1であり、吸収線量1Gyの際の等価線量は1Svとなる。アルファ線などの放射線荷重係数は20であり、吸収線量1Gyの際の等価線量は20Svとなる。

❹ 実効線量

実効線量（Sv：シーベルト）

- 人体を構成しているいろいろな組織は、放射線に対する感受性がそれぞれ異なるため、放射線を浴びたそれぞれの組織における等価線量に組織ごとに定められた係数を乗じ、生物学的障害が発生する可能性を評価する必要がある。被曝した全ての組織についてそれぞれ値を求め、それらの値を合計した値が実効線量で、単位はSvである。
- それぞれの組織の放射線感受性に応じて定められた係数を**組織荷重係数**と呼ぶ。

組織荷重係数

- 実効線量（Sv）＝Σ 等価線量（Sv）×組織荷重係数

❺ 放射能

放射能（Bq：ベクレル）

- 放射性同位元素が原子核の崩壊を生じ、放射線を出す能力のことを放射能といい、その量を表す単位がBqである。
- Bqは1秒間に崩壊する原子核の数を表し、1秒間に1個の原子核が崩壊する場合が1Bqである。

（櫻井 孝）

第2章 やってみよう

以下の問いに○×で答えてみよう

1. エックス線管球の陽極からエックス線が発生する部分を焦点という。
2. エックス線発生の条件は、①自由電子、②電子の高速運動、③電子が衝突する阻止物質、④真空状態である。
3. 原子は陽子、中性子、電子で構成されている。
4. 陽子、中性子は正の電荷を帯びている。
5. 電子は負の電荷を帯びている。
6. 放射線によって原子核が原子の外へはじき出される現象を電離と呼ぶ。
7. アルファ線、ベータ線は放射性同位元素から放出される。
8. 原子番号は原子の質量数と等しい。
9. エックス線、ガンマ線は電磁放射線である。
10. エックス線は人体を透過する性質がある。
11. 放射線の照射線量の単位はGyである。
12. 実効線量とは、等価線量と組織荷重係数を合計した値である。
13. 放射能の単位はSvである。

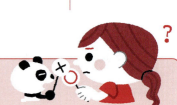

1 ○ 2 ○ 3 ○ 4 × 5 ○ 6 × 7 ○ 8 × 9 ○ 10 ○
11 × 12 × 13 ×

第3章
放射線の人体への影響

1 放射線影響の生物学的発現過程
2 細胞・組織・臓器への影響
3 人体への影響

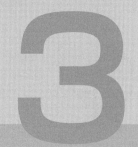

おぼえよう

❶ 放射線の影響の発端は、DNA（遺伝子）が損傷されることである。
❷ DNAが損傷されてもほとんどが修復されるが、修復されないと細胞が死んだり突然変異が発生したりすることがある。
❸ 細胞周期や細胞の種類、組織や臓器の種類によって放射線感受性は異なる。
❹ 造血器や生殖腺の放射線感受性は高い。
❺ ほとんどの放射線の影響は確定的なもので、しきい線量が存在し、しきい線量に達するまでは影響は全く発現しない。

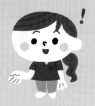

1 放射線影響の生物学的発現過程

　放射線による生物学的な影響の発現は、放射線のもつエネルギーが生体を構成する分子や原子を電離させ、DNA（デオキシリボ核酸）に損傷を与えることから始まる。DNAへの損傷の与え方は放射線の種類によって異なり、**直接作用**と**間接作用**の2つがある。
　・直接作用：重粒子線などの放射線が、直接的にDNAの鎖などを断ち切って損傷を与える。

DNA
遺伝子
直接作用
間接作用

15

・間接作用：エックス線などの放射線が、物質と相互作用し、その結果放たれた二次電子が水と相互作用し、発生した**フリーラジカル**がDNAに損傷を与える（**図1**）。

　DNAは損傷すると、高度な修復機能が働く。この修復機能によって、ほとんどの細胞は損傷から回復するが、修復に失敗すると細胞が死んでしまうことがある。さらに、まれなことであるが、誤った修復がされてしまい、そのまま細胞が死ななければ、**突然変異**となることもある（**図2**）。

> フリーラジカル
>
> 突然変異

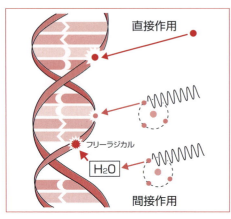

図1　放射線による細胞への直接作用と間接作用

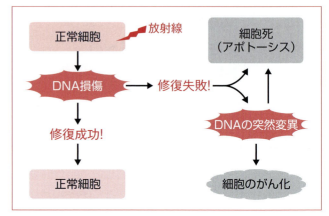

図2　放射線によるDNAの損傷

2　細胞・組織・臓器への影響

① 細胞の放射線感受性

> 放射線感受性

　細胞は分裂と増殖を繰り返すが、分裂してから次の分裂までの間を細胞周期と呼ぶ（**図3**）。細胞が分裂すると、**準備期（G1期）**を経て、**合成期（S期）**が訪れる。この合成期では、23対ある染色体が46対に増える。その後、細胞は大きくなって（G2期）、**分裂期（M期）**になると2つの同じ細胞に分かれる。

　細胞に同じ放射線が照射されても、細胞周期によって損傷の受けやすさが異なり、さらに、修復のされやすさも異なる。これらを細胞の**放射線感受性**と呼ぶ。一般的に、分裂期中と、合成期の前と初期の合成期の放射線感受性が高い。

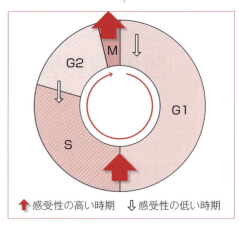

図3　細胞周期と放射線感受性

② 組織や臓器の放射線感受性

細胞の種類では、定期的に分裂し生長するもの（リンパ球、赤芽球、十二指腸のクリプト細胞など）は放射線感受性が高く、分化して分裂をしないもの（神経細胞や筋細胞）は放射線感受性が低い。

よく似た形状や性質の細胞が集まったものを組織と呼び、いろいろな組織が集まり特別な機能をもつものを臓器や器官と呼ぶ。それぞれの組織や臓器によっても、放射線感受性が異なる。

造血系や生殖器系の組織や臓器の放射線感受性は高く、特に、造血器や生殖腺の放射線感受性が高い。一方、伝達系や支持系の臓器や組織（神経や筋肉など）の放射線感受性は低い（**図4**）。

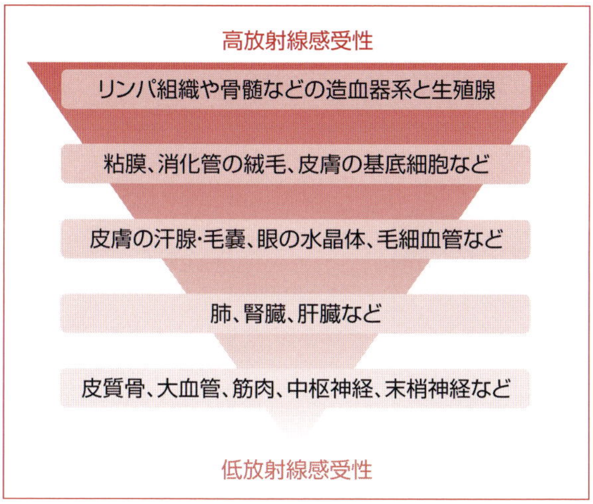

高放射線感受性

リンパ組織や骨髄などの造血器系と生殖腺

粘膜、消化管の絨毛、皮膚の基底細胞など

皮膚の汗腺・毛嚢、眼の水晶体、毛細血管など

肺、腎臓、肝臓など

皮質骨、大血管、筋肉、中枢神経、末梢神経など

低放射線感受性

図4 組織・臓器の放射線感受性

3 人体への影響

放射線の人体への影響は、全く異なる観点から3つの分類がある（**図5**）。

① 確定的影響と確率的影響

・**確定的影響**：ある線量を超えない限りは現れないもので、ほとんどの放射線の影響はこれに属する。

確定的影響

・**確率的影響**：線量と影響が比例し、わずかな線量でも確率的に現れるものだが、人体においてわずかな線量では確率的影響は確認されていない。

確率的影響

・突然変異による発癌と遺伝子影響がある。

❷ 早期影響と晩期影響（晩発障害）

・早期影響：放射線被曝後の比較的早期（6か月以内）に現れる
・晩期影響：放射線の被曝後、6か月から数年以上の晩期に現れる。すなわち、潜伏期間がある。

❸ 身体的影響と遺伝的影響

・身体的影響：放射線を被曝した本人に現れるもの
・遺伝的影響：放射線を被曝した人の子孫に現れるもので、被曝した本人には直接的な影響は現れない。

例えば、放射線照射によって脱毛した場合、身体的影響で、早期影響で、確定的影響である。また、放射線による発癌は、身体的影響、晩期影響、かつ確率的影響に分類される。

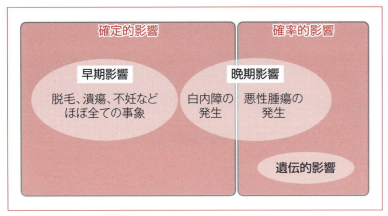

図5　放射線の人体への影響の分類

（村上秀明）

文献（巻末掲載）　4）5）6）7）

MEMO

確定的影響と確率的影響

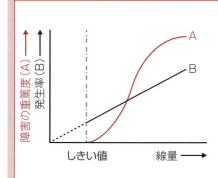

A：確定的影響
放射線の影響で皮膚の紅斑、脱毛、不妊などが発生し、被曝線量が多いほど障害の程度が重篤になる。点線は「しきい値」と呼ばれ、これ以下の線量では影響が発生しない最少線量

B：確率的影響
癌、白血病、遺伝的影響など被曝した線量と発生率が相関する影響

図6　確定的影響と確率的影響　　　　　　　　　　（奥村泰彦）

第3章 やってみよう

以下の問いに○×で答えてみよう
1. 放射線による生物学的影響はDNAの損傷が原因である。
2. リンパ組織は放射線感受性が高い。
3. 筋肉、骨は放射線感受性が高い。
4. 確率的影響には脱毛、白内障の発生がある。
5. 遺伝的影響は確率的影響である。
6. 放射線の人体への影響は、RNAに損傷を与えることから始まる。
7. 分裂期の細胞の放射線感受性は高い。
8. 造血器や生殖腺の放射線感受性は低い。
9. 放射線による脱毛や不妊は確率的影響である。
10. 放射線の早期影響は、放射線照射直後に現れる。

1 ○　2 ○　3 ×　4 ×　5 ○　6 ×　7 ○　8 ×　9 ×　10 ×

第4章
放射線防護

1 放射線防護の目的
2 被曝の分類
3 放射線防護体系
4 防護の実際
5 被曝線量測定と管理

おぼえよう

❶ 放射線の利用は、便益とリスクを同時にあわせもつ特徴がある。
❷ エックス線は、組織での吸収により画像が形成される。
❸ 組織で吸収されたエックス線エネルギーは、DNA分子に影響を与えることがある。
❹ 放射線障害など人間にとっての不利益を最小限に抑えるためICRPがあり、勧告を発信している。
❺ 被曝は、職業被曝、公衆被曝、医療被曝に分類される。
❻ ICRPの目的は、便益をもたらすことが明らかな放射線被曝を、不当に制限することなく人の安全を確保し、確定的影響の発生を防止、確率的影響の発生を制限するために合理的な手段をとることである。
❼ 被曝を少なくするため、正当化、最適化、線量制限の三原則を提唱している。
❽ 確定的影響は個人に現れる障害で、確率的影響は、癌や白血病などの誘発であり、医療被曝以外には線量制限が決められている。
❾ 医療被曝には線量制限はない。

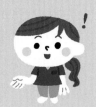

1 放射線防護の目的

1 放射線のもつ利益と不利益

　放射線の利用は、人体に発生する各種疾患の診断になくてはならない検査である。また、学術の進歩や産業の発展などにも利用されている（**図1**）。一方、この便益（利益）を得るために付随して、人体に対しては生物学的影響による放射線障害を引き起こす危険（**リスク**）が考えられる（**図2**）。放射線はいわゆる**利益**と**不利益**を同時に合わせもつ「諸刃の剣（つるぎ）」といえる。

リスク
利益
不利益

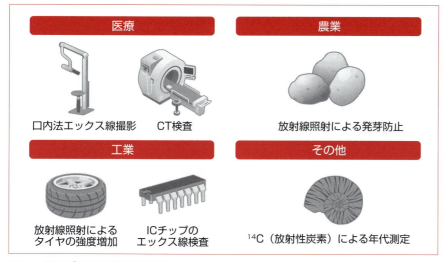

図1　さまざまな放射線の利用

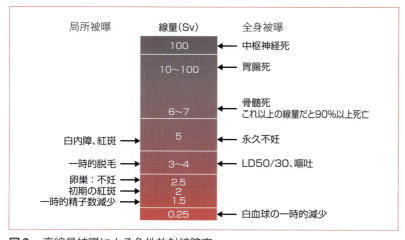

図2　高線量被曝による急性放射線障害

診断に有用なエックス線撮影を行うと画像が得られる。しかし、その画像を得るためには細胞・組織がエックス線を吸収する。細胞・組織はエックス線を吸収しそのエネルギーを蓄積し、蓄積されたエネルギーはDNA分子に何らかの影響を与える（→第3章1図1参照）。

❷ 放射線防護

　前述のリスクを避けるためには放射線の利用をなくせばよいが、医療には必要不可欠な手段となっているため、放射線障害などのリスクを最小限に抑える手段を講じる必要がある。このような観点から放射線防護を世界レベルで支えているのが**国際放射線防護委員会（International Commission on Radiological Protection：ICRP）**である。この委員会は、放射線の人体に対する影響に関して、研究成果や社会的要因を考慮に入れ、「放射線被曝による線量限度」「放射線防護に関する勧告」を発信している。

> 国際放射線防護委員会（ICRP）

1）ICRPの放射線防護の目的

①利益をもたらすことが明らかな行為が放射線被曝を伴う場合に、その行為を不当に制限することなく人の安全を確保すること。
②個人の確定的影響の発生を防止すること。
③確率的影響の発生を制限するためにあらゆる合理的な手段を確実にとること。

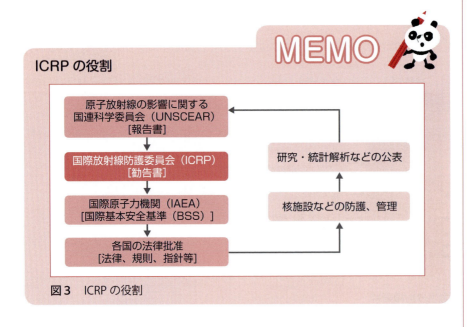

図3　ICRPの役割

2 被曝の分類

放射線の被曝には、カテゴリーとして職業被曝、公衆被曝、医療被曝の3つに分類されている。それぞれ独立して扱われ、その概念をICRPが勧告している。さらに、これらの被曝はそれぞれ独立した扱いのため加算はしないことになっている。

❶ 職業被曝

職業として放射線を扱う場合など業務による被曝。医師、歯科医師、看護師、歯科衛生士、診療放射線技師が対象。

❷ 公衆被曝

職業被曝、医療被曝のどちらにも該当しないすべての被曝。

❸ 医療被曝

医療行為として診断あるいは治療の伴う患者の被曝、あるいは患者の補助、介護、研究活動によるボランティアなどの被曝。

3 放射線防護体系

❶ 行為の正当化と防護の最適化

放射線防護の目的を達成するために、ICRPは1990年勧告で3原則を提唱し、すべての被曝に適用される線源に関する原則が「行為の正当化（**図4**）」と「防護の最適化」である。

1）正当化（justification）

新たな被曝を生じる行為を導入する場合には、その行為がもたらす利益は被曝がもたらすリスクを上回らなければならない、とされ

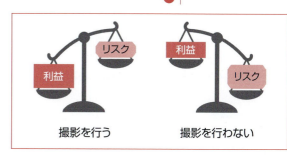

図4　行為の正当化

ている。ICRP2007勧告では、以下の事例を正当化できない被曝としている。
①食品、飲料水、化粧品、玩具、宝石などに故意に放射性物質を添加し、または放射化すること。
②職業上、保険上あるいは法的目的のために実施される個人に便益がない放射線検査。
③集団に対して実施される医療上のスクリーニング検査のうち、個人あるいは集団にとって利益がないか、あっても放射線被曝損害を含めた経済的社会的費用を上回る利益がない検査。

2）最適化（optimization）

被曝が生じる可能性、被曝人数、被曝線量を経済的および社会的要因を考慮して合理的に達成できる限り低くすること（ALARAの原則：as low as reasonably achievable）をいう。正当化のうえ撮影を行う際に、被曝軽減のために実施するものである（表1）。

最適化
optimization

ALARAの原則

表1 歯科エックス線撮影の最適化

口内法の最適化	方法
①照射野を限定し検査対象部位だけを照射	フィルム、センサーの形に合わせた長方形（矩形）の絞りの使用（図5）
②高感度検出器を使用	・E、F感度フィルムの使用 ・CCD、IPなどデジタルシステムの使用
③適切な管電圧、管電流、撮影時間を使用	・管電圧は60kVもしくは70Kv ・管電流は固定型で7mA〜10mA ・タイマーは撮影部位にあった時間の設定
④小児の場合は甲状腺が近いので防護衣の着用	甲状腺カラーの使用
⑤撮影の失敗をなくす	撮影テクニックの修得、撮影補助具の使用

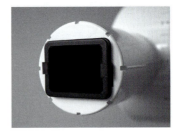

図5 長方形の絞り

3）ICRPによる線量限度

個人がさまざまな線源から受ける実効線量を総量で制限するための基準として設定されている。線量限度の具体的数値は、確定的影響を防止するとともに、確率的影響を合理的に達成できる限り小さくするという考え方に沿って設定されている。水晶体、皮膚等の特定の組織についても、以下に示す（表2）。

表2 ICRP1990年勧告による放射線診療従事者と公衆の線量限度

	放射線診療従事者	公衆
水晶体等価線量	150mSv	15mSv/年
皮膚等価線量	500mSv/年	50mSv/年
手・足の等価線量	500mSv/年	—
実効線量	100mSv/5年 20mSv/年	1mSv/年

（1）**確定的影響** →第3章「3 人体への影響」参照。
（2）**確率的影響** →第3章「3 人体への影響」参照。
（3）**線量限度**

　医療被曝を除く計画被曝状況に適応される。職業被曝、公衆被曝にはそれぞれ個人の線量限度が決められている。すべての線源・行為から受ける個人の線量は、線量限度を超えてはならないとされている（ICRP2007年勧告）。

> 線量限度

4　防護の実際

❶ 医療従事者の防護

　歯科用エックス線撮影における医療従事者の被曝は、エックス線撮影室（**図6**）の設置や高感度フィルムの使用、デジタル画像システムへの移行により、ないものと考えられる（臨時に移動して撮影する場合や訪問診療でのエックス線撮影を除く）。

1）撮影装置の設置場所

　診療室に歯科用ユニットとともにエックス線撮影装置が設置されている場合、患者の移動がないまま撮影が行われるため、エックス線管ヘッドから十分距離をとらないと従事者の職業被曝を避けることができない（現在は法律上許可にはならない）。

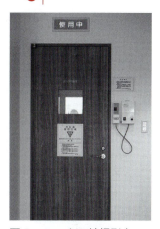

図6　エックス線撮影室

2）管理区域

　エックス線撮影室を**管理区域**と呼び、各種条件を備えることになっている（→1章2-1「1）放射線管理の責任」参照）。
　①実効線量が3か月あたり 1.3 mSv を超える恐れのある区域。隔壁の外側では 1 mSv/週以下になるよう遮蔽を施すこと。
　②管理区域であることの標識の掲示。管理者の許可なくして入室を制限する。

> 管理区域

3）被曝線量のモニタリング

　ガラス線量計（ガラスバッジ）、**半導体式線量計**など（**図7**）で被曝線量をモニタリングし、定期的（半年に1回）に健康診断を行う義務がある。実効線量限度は5年間で100mSv（5年平均で20mSv）で、1年間では 50 mSv を超えてはならないとされている（女子については3か月で5mSv）。
　なお、水晶体、皮膚、妊娠中の腹部などは等価線量が設定されていて、線量計は胸部に装着することになっている。ただし女子の場合は腹部とし、被曝線

> ガラス線量計
> 半導体式線量計
>
> **術者の被曝線量管理**
> ガラス線量計、半導体式線量計を使用。

量の管理義務がある。保存期間は5年である。

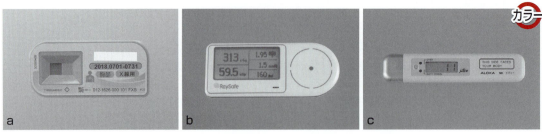

図7　個人モニタリング用線量計　a：ガラス線量計　b、c：半導体式ポケット線量計

4）防護の三原則

術者の基本的防護の三原則（図8）。

①**遮蔽**→エックス線管球と術者の間にエックス線遮蔽物を設置する。

②**距離**→エックス線管球からの距離をとりエックス線を減弱させる。（エックス線源からの距離により線量は距離の逆二乗則で減弱する）

③**時間**→放射線の取り扱い時間をなるべく短くする。

遮蔽

距離

時間

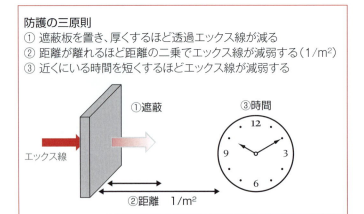

防護の三原則
① 遮蔽板を置き、厚くするほど透過エックス線が減る
② 距離が離れるほど距離の二乗でエックス線が減弱する（1/m²）
③ 近くにいる時間を短くするほどエックス線が減弱する

図8　術者の基本的防護の三原則

❷ 患者の防護

患者のエックス線撮影に対する被曝線量（医療被曝）には線量制限が設定されていない（ICRP）。しかし患者のエックス線被曝はなるべく少なくすることが歯科医師に求められる時代になってきている。

患者の防護は次の項目によって被曝軽減を図っている。

1）撮影の正当化

①医師・歯科医師がエックス線撮影を必要とした場合、画像から得られる

利益が、被曝がもたらすリスクを上回るかを判断する。
②エックス線検査以外の検査法により同等の結果が得られないか検討する。
③その結果、正当性が認められる場合は、エックス線検査を行う。

2）撮影時の最適化

撮影の際、できる限り少ない線量で撮影することが重要である。

（1）ALARAの原則

ICRPでは「ALARAの原則」と呼ばれ、撮影時検査対象の部位のみを照射し、それ以外の組織には照射しない。また、撮影条件を適切にする、フィルムなど画像検出器を高感度のものを使用する、撮影の失敗をなくすことも最適化にあたる。

（2）エックス線撮影室内にとどまる場合

子どもや介助が必要な患者のエックス線撮影時にエックス線撮影室内にとどまりフィルムなど画像センサを保持した場合は、医療被曝のカテゴリーに入り線量制限が適応されない。したがって不必要な被曝を少なくするため防護衣の着用（図9）や、主線方向に立たないなど注意する必要がある。

（3）訪問診療の場合

訪問診療などの際、携帯型エックス線撮影装置（図10）による画像診断が行われているが、厚生労働省により安全使用の通達（医薬安発第69号）が出されている。

・適切な診療を行うためにエックス線撮影が必要と歯科医師が認めた場合
・適切な診療を行うため必要であると歯科医師が認めた部位
・エックス線撮影のみで、透視は行わない

以上の場合はエックス線撮影室でなくとも撮影が可能となっている。撮影時には家族、介護者に十分説明し放射線防護と安全について配慮を必要としている。

また、撮影時の防護を以下のように定めている。

a．医療従事者に対して

・個人線量計を着用
・防護衣（0.25mm鉛当量以上）の着用
・直接センサーを保持する際など、防護手袋の着用
・エックス線発生装置から2m以上離れる。

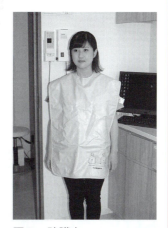

図9　防護衣

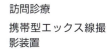

訪問診療
携帯型エックス線撮影装置

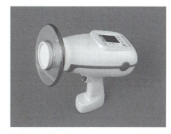

図10　携帯型エックス線撮影装置

訪問診療時の被曝線量管理

・主線方向には立たない。
・2m以上離れる。
・防護衣を着用。

ｂ．家族・介護者に対して

・エックス線発生装置から２m以上離れる。２m以上離れることができない場合は防護衣（0.25mm鉛当量以上）着用

・患者を支える場合は防護衣（0.25mm鉛当量以上）着用

ｃ．歯科用口内法エックス線撮影の防護

上記以外に、照射方向に十分留意。照射筒を皮膚面から離さない（皮膚面照射野は直径８cmを越えない）。フィルム保持と照射方向を支持する補助器具（口内法撮影）を使用すること。

❸ 一般公衆の防護

公衆の受ける放射線被曝は、病院、診療所の放射線施設の周辺に存在する病室、居住部分における場合が考えられる。この場合法律で管理されないため、公衆に容認される線量限度は作業者よりも厳しい年実効線量限度（１mSv/年）がICRPより勧告されている。（→第４章３**表２**参照）

5　被曝線量測定と管理

❶ 個人および環境の被曝線量測定

エックス線の管理のためには実際の線量測定が重要である。放射線量の測定は、放射線診療室の周辺環境におけるものと個人のモニタリングが必要である。放射線の測定には物質が受ける放射線との相互作用により、さまざまな測定器が用いられている。

放射線を利用する施設の放射線量測定を行い作業環境を管理する。このとき使用される測定器は**電離箱式サーベイメータ、シンチレーションサーベイメータ、GMサーベイメータ**などがある（**図11**）。

放射線診療従事者個人のモニタリングはガラスバッジ、ルミネスバッジ、半導体式ポケット線量計が使用される。

電離箱式サーベイメータ
シンチレーションサーベイメータ
GMサーベイメータ

❷ 被曝の管理

患者に対する医療被曝は線量制限がないため、歯科医師の正当化、最適化の対応により管理される。一方、医療従事者の職業被曝は線量制限（作業者、一般公衆の線量限度ICRP1990）が設定されているため、撮影機器の管理が必要である。

5 被曝線量測定と管理

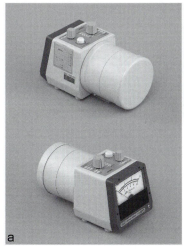
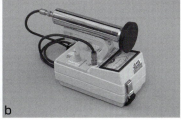
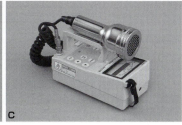

図11　放射線量測定装置
a：電離箱式サーベイメータ
b：シンチレーションサーベイメータ
c：GMサーベイメータ

（奥村泰彦）

第4章　やってみよう

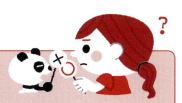

以下の問いに○×で答えてみよう

1. 放射線の防護を支えているのはICRPである。
2. ICRPの目的は、放射線による利益を制限することなく人の安全を確保することである。
3. 放射線被曝は、職業被曝、公衆被曝、医療被曝の3つに分類されている。
4. 歯科医師、歯科衛生士の被曝は職業被曝である。
5. 患者の補助による被曝は公衆被曝である。
6. 放射線診療従事者の線量制限は100mSv/5年間である。
7. 正当化とは、患者に対し便益がリスクを上回る場合のことをいう。
8. 最適化の目的はALARAの原則である。
9. CCD、IPなどを使用したシステムは最適化になる。
10. 管理区域の防護壁は1mSv/週以下になるよう遮蔽する。
11. 管理区域とは、実効線量が1.3mSv/3か月を超える恐れのある場所である。
12. 防護の3原則は遮蔽、距離、時間である。

1 ○　2 ○　3 ○　4 ○　5 ×　6 ○　7 ○　8 ○　9 ○　10 ○
11 ○　12 ○

第5章 エックス線画像の形成

1 エックス線の性質
2 エックス線画像形成
3 画像の評価

おぼえよう

① エックス線は、真空中でも距離の二乗に反比例して弱くなる。
② エックス線は、物質に当たるとその原子番号、密度、厚さによって弱くなる。
③ エックス線フィルムのパケットには、フィルムのほかに鉛箔と黒紙が含まれる。
④ エックス線が当たったところが、現像すると黒くなる。
⑤ 増感紙は患者被曝を減らすことができる。
⑥ デジタルセンサーには、固体半導体センサーとIPなどがある。
⑦ デジタルセンサーを利用すると現像処理が不要で、画像処理や画像転送ができる。

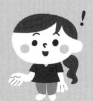

1 エックス線の性質

❶ エックス線と物質との相互作用

　エックス線は質量も電荷ももたない電磁波であり、光と同じ速度で直進する（真空中では秒速30万km）。しかし物質に衝突すると、一部は物質に吸収され、

電磁波

30

一部は散乱する。それ以外のエックス線は物質を透過する（**図1**）。エックス線の吸収は**光電効果**、散乱は**コンプトン効果**という物理現象である（**図2**）。

光電効果
コンプトン効果

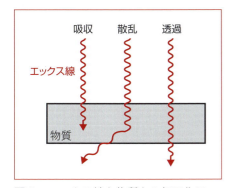

図1　エックス線と物質との相互作用
エックス線が物質に衝突すると、吸収、散乱、透過のいずれかの現象が起こる

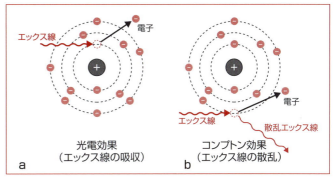

図2　光電効果とコンプトン効果
a：光電効果：エックス線は軌道電子と衝突した後、すべてのエネルギーを軌道電子に与えて消滅する
b：コンプトン効果：エックス線は軌道電子と衝突した後、エネルギーを軌道電子に与え、自らはエネルギーの低い散乱エックス線に変わる

❷ エックス線の減弱

　エックス線が減弱する過程には、**物質による減弱**と**距離による減弱**との2つがある。

物質による減弱
距離による減弱

1）物質による減弱

　物質による減弱は光電効果やコンプトン効果による減弱であり、減弱の程度はエックス線の**波長**（エネルギー）や、物質の**原子番号**と**密度**と**厚さ**によって決定される。つまり同じ物質であれば、エックス線の波長が長いほど（エネルギーが小さいほど）、減弱は大きい。一方、エックス線の波長が同じであれば、物質の原子番号が大きく、密度が高く、厚さが厚いほど、エックス線の減弱は大きい。すなわち物質を透過しにくくなる。

波長
原子番号
密度
厚さ

　人体に含まれる主な組織や物質の実効原子番号と密度を**表1**に示した。このなかでは、エックス線が最も透過しにくい物質は鉛であり、最も透過しやすい物質は空気である。歯の硬組織では、エナメル質は象牙質よりもエックス線を透過しにくい。

表1　主な物質の実効原子番号と密度

物質	実効原子番号	密度（g/cm³）
骨	13.8	1.85
エナメル質	15.5	2.9
象牙質	13.5	2.4
筋肉	7.4	1.0
空気	7.6	0.001
チタン	22	4.5
銀	47	10.5
鉛	82	11.3

2）距離による減弱

　距離による減弱については、エックス線の線源からの距離がn倍になると、エックス線の量は$1/n^2$に減弱する。これは距離の逆自乗の法則と呼ばれる。

2 エックス線画像形成

① コントラスト

1）被写体コントラスト

被写体を透過したエックス線をエックス線フィルム（センサー）で検出することによって、エックス線写真が形成される。前述のように、透過したエックス線の量は被写体を構成する物質によって異なり、原子番号や密度、厚さが大きい物質であれば少ないし、逆であれば多い。このような被写体による透過エックス線量の違いを**被写体コントラスト**と呼ぶ。エックス線写真では、この透過エックス線量の違いを白黒の濃淡で表示する。この白黒の濃淡を数値で表したものが黒化度（写真濃度）であり、黒く見えるものほど高い数値で表す。

2）写真コントラスト

被写体コントラストによって生じる黒化度の違いを**写真コントラスト**と呼ぶ（**図3a**）。エックス線の量（対数値）と黒化度との関係を表したグラフをフィルムの**特性曲線**または黒化度曲線という。特性曲線を用いると、被写体コントラストと写真コントラストとの関係を理解しやすい（**図3b**）。

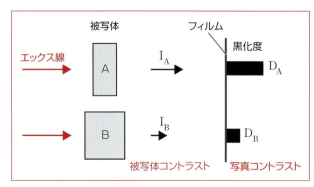 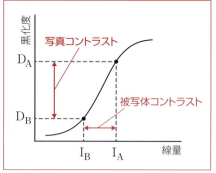

図3a　被写体コントラストと写真コントラスト
被写体を透過したエックス線をエックス線フィルムやセンサーで検出することによってエックス線写真が形成される。透過したエックス線の量が多いほど、黒化度は高くなる（＝黒く見える）。被写体を透過するエックス線量の差（I_A-I_B）を被写体コントラスト、それによって生じる写真濃度の差（D_A-D_B）を写真コントラストと呼ぶ

図3b　フィルムの特性曲線
横軸にエックス線量（対数値）、縦軸にフィルムの黒化度をとったグラフを特性曲線または黒化度曲線という。図3aで説明した被写体コントラストと写真コントラストとの関係を特性曲線上に示した

また、人体は多くの組織によって構成されており、その構造は不均一である。そのためエックス線の減弱は被写体の部分ごとに異なる（図4）。

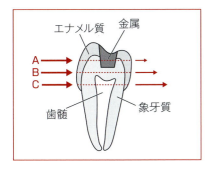

図4　歯のエックス線撮影
歯の内部構造は不均一なため、エックス線の減弱は歯の部分ごとに異なる。
エックス線Aは原子番号や密度の大きい金属を通るため、減弱が大きい（歯を透過する量が少ない）。逆にCは原子番号や密度の小さい歯髄を通るため、減弱が小さい（透過する量が多い）

❷ エックス線フィルムと現像処理

　エックス線フィルムは、ポリエステル製のフィルムベースの両面に**乳剤**を塗布したものである。口内法エックス線撮影に用いるフィルムは、遮光と防湿のために**フィルムパケット**の中に包装されている（図5）。

　被写体を透過したエックス線がフィルムに到達すると、その量に応じて乳剤に化学変化が生じる。それを写真処理することによって、エックス線写真として観察できるようになる。乳剤は**ハロゲン化銀**をゼラチンの中に分散させたものである。ハロゲン化銀は通常はイオンとして存在するが、感光すると銀イオンが銀原子となって析出する。エックス線の量が多い部分ほど多くの銀原子が集まって析出するため、写真処理を行うとより黒く見える。

　口内法エックス線撮影のフィルムは、種類によってエックス線に対する**感度**が異なる。現在市販されているフィルムは、その感度に応じてD、E、Fの3グループに分類されており、Fグループが最も感度が高い。感度の高いフィルムを使えば、少ないエックス線量でエックス線写真が得られるので、患者被曝を減らすことができる。

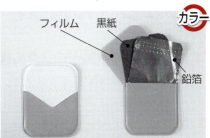

図5　口内法エックス線フィルム（標準型）
a：フィルムは防湿性のフィルムパケットの中に包装されている
b：パケットを開封した状態。フィルムのほかに、鉛箔と遮光用の黒紙が一緒に包装されている

乳剤

フィルムパケット

ハロゲン化銀
感度

❸ アナログ画像で用いる増感紙

　口内法エックス線撮影とは異なり、パノラマエックス線撮影や一般医科撮影のエックス線フィルムは、**増感紙**と組み合わせて用いる。これらの撮影では、エックス線フィルムを2枚の増感紙の間にはさみ、**カセッテ**と呼ばれるケースの中に入れて使用する（図6）。増感紙はエックス線のエネルギーを吸収して蛍光を発し、その蛍光がフィルムを感光させる。

増感紙
カセッテ

増感紙を使うことによって、エックス線の量を 1/10 以下に減らせるので、患者被曝を大幅に減らすことができる。

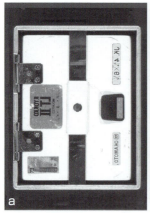
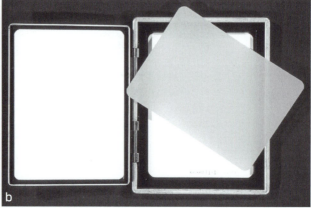

図6　増感紙とカセッテ
a：カセッテ
b：カセッテを開いた状態。内側に2枚の増感紙が貼られており、フィルムをその間に入れて使用する

❹ デジタル画像とそのシステム

1）アナログ画像とデジタル画像の違い

すべてのエックス線画像は**アナログ画像**と**デジタル画像**の2つに分類される。

アナログ画像とは、エックス線フィルムを用いて撮影されたものであり、撮影後に現像処理を行ってはじめて画像が得られる。

デジタル画像とは、被写体を透過したエックス線の情報を数値化してデジタルデータに変換したものであり、その画像は 50〜100 ミクロン程度の小さな画素（ピクセル）の集合によって構成されている。デジタル撮影システムではエックス線フィルムの代わりにエックス線センサーを用いて撮影を行い、撮影後の現像処理は不要である。

アナログ画像
デジタル画像

2）デジタル画像とそのシステム

デジタル撮影システムで用いられるエックス線センサーとしては、①**固体半導体センサー**（**CCD** または **CMOS** センサー）と、②**イメージングプレート**（**IP**）の2つが主に利用されている（図7）。

①固体半導体方式では、被写体を透過したエックス線はシンチレーターによって光に変換された後、電気信号に変換されて、画像化される。センサーとパソコンとはケーブルで接続されており、画像は撮影後ただちにパソコンのモニター上に表示される（図7a）。

②IP方式では、エックス線フィルムと同じサイズのIPを使用して撮影を行う。撮影後のIPをレーザー光で走査すると吸収されたエックス線の量

固体半導体センサー
CCD
CMOS
イメージングプレート（IP）

に比例した光を発するため、これを電気信号に変換して画像化を行い、モニター上に表示する（**図7b**）。

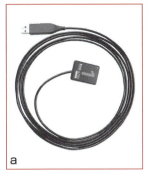 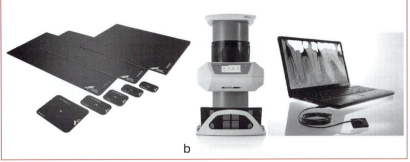

図7 口内法デジタルエックス線撮影システム（写真提供：ヨシダ）
a：固体半導体センサー（CMOSセンサー）
b：イメージングプレート（IP）方式のシステム
（左）各サイズのイメージングプレート（IP）（右）画像読取り装置と画像表示・保管用のパソコン

　両者を比較すると、固体半導体方式は撮影後ただちに画像が得られるのに対して、IP方式では撮影後のIPを専用の画像読取り装置にかけるため、画像が得られるまで若干の時間（多くは10秒程度）を要する。一方、固体半導体方式のセンサーは厚みがあるため、口内法撮影での操作性はIP方式のほうが優れている。

　デジタル画像には、以下のようなアナログ画像にはない多くの利点がある。

① 現像処理が不要（廃液などが出ない）　　② 保管スペースが不要
③ 画像処理ができる（**図8**）　　　　　　④ 画像の劣化がない
⑤ インターネットなどを通じて画像を遠隔地に転送できる

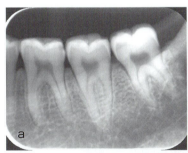 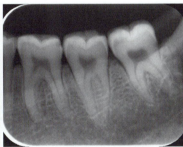 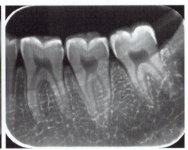

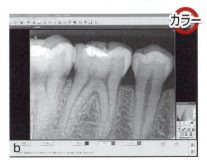

図8 デジタルエックス線写真の画像処理
a：撮影後の画像は、写真濃度やコントラストを自由に調整することができる
b：モニター上で距離や角度を測定することもできる

第5章　エックス線画像の形成

3 画像の評価

❶ エックス線写真の画質

　エックス線写真の画質は、①解像度（空間分解能）、②コントラスト、③ノイズなどによって評価され、解像度やコントラストが高いほど、またノイズが少ないほど、画質は良好になる。

　①解像度とは、細かいものを識別する能力のことであり、テストチャートを撮影したエックス線写真（**図9**）で、視覚的に評価することができる。

　②コントラストとは前述の写真コントラストのことである。コントラストが低下した画像では写真濃度の差が小さいため、歯の隣接面の小さなう蝕などは見つけにくい。

　③一方、ノイズが多くなると画像のざらついた感じが目立ってくる。エックス線の線量を増やすことによって、ノイズを減らすことができるが、これは被曝量の増加につながる。エックス線撮影では、診断に支障がない限りにおいて、最少限のエックス線量で撮影を行うことが原則である。

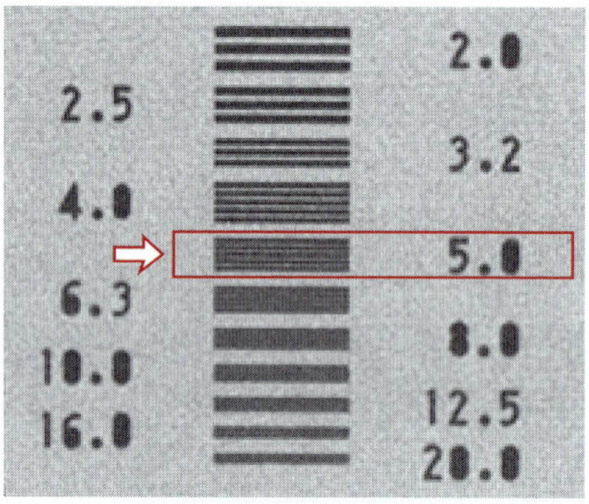

解像度
空間分解能
コントラスト
ノイズ

図9　解像度の評価法（テストチャートを撮影したエックス線写真）
となり合う黒い線と白い線を1組のペア（ライン・ペア：LP）として、1mm中に何組のLPを識別できるかによって解像度を評価する。もし5.0 LP/mmの画像（矢印）まで識別できたとすると、解像度は0.1mmとなる（1mm／5×2）

❷ アナログ画像とデジタル画像の比較

　デジタル画像の解像度（空間分解能）は、画像を構成する1つ1つの**画素**の大きさによって影響されるため、口内法エックス線写真では50μm程度が限界である。アナログ画像の解像度は数値のうえではデジタル画像よりも優れているが、目で見てわかるほどの差はないと思われる。またアナログ撮影では撮影後のフィルムの現像処理が必要であり、これが適切に行われないと画質は一気に低下してしまうので注意が必要である。

画素

（倉林 亨）

第5章 やってみよう

以下の問いに○×で答えてみよう

1. エックス線が原子の軌道電子と衝突し、全てのエネルギーが消滅する現象を光電効果という。
2. エックス線は距離が離れるとエネルギーが増強される。
3. エックス線は、距離が10倍離れると、20分の1に弱くなる。
4. エックス線が人体の組織によって透過・吸収され、透過エックス線量の違いが生じることを被写体コントラストという。
5. エックス線画像は被写体コントラストを目で見えるようにしたものである。
6. エックス線は、筋肉や金属はよく通り抜ける。
7. フィルムの感度は、D・E・FのうちFが最も高い。
8. 増感紙を用いると、エックス線の量を半分に減らすことができる。
9. 増感紙はエックス線を光に変換しフィルムを感光させる。
10. デジタル画像に使用されるセンサーはCCDとIPである。
11. デジタルシステムは現像処理が不要、画像処理ができる、画像の劣化がないことが特徴である。
12. センサーにIPを用いると、撮影後ただちに画像が得られる。

1 ○　2 ×　3 ×　4 ○　5 ○　6 ×　7 ○　8 ×　9 ○　10 ○
11 ○　12 ×

第6章
エックス線画像検査

1 エックス線投影の原則
2 口内法エックス線撮影
3 パノラマエックス線撮影
4 その他のエックス線撮影
5 CT
6 歯科用コーンビームCT
7 MRI
8 超音波装置
9 核医学検査
10 造影検査（摂食嚥下検査）

おぼえよう

❶ 口の中にフィルム（センサー）を挿入するものを口内法、口の外に置くものを口外法という。
❷ 口内法エックス線撮影で、エックス線の水平的入射方向は基本的に正放線投影、垂直的入射方向は二等分法によって決定する。
❸ 咬翼法は隣接面う蝕や早期の辺縁性歯周炎の評価に有効である。
❹ パノラマエックス線画像は1枚で上下顎骨全域を総覧できる。
❺ 頭部の撮影法のいくつかを規格したものをセファログラムと呼び、拡大率は1.1倍となる。
❻ ウォーターズ法は上顎洞の観察に用いられる。
❼ CT検査ではエックス線を用いて断層画像を得る。
❽ コーンビームCTの解像度は0.1mm程度で高精細である。
❾ コーンビームCTは、インプラント埋入時、埋伏歯の抜去の際などに用いられる。
❿ MRI検査では磁場と電波を用いるので、放射線の被曝はない。
⓫ MRI画像は軟部組織の組織分解能に優れている。
⓬ 超音波検査では超音波を用いるので、放射線の被曝はない。
⓭ 超音波検査ではリアルタイムに画像が得られる。
⓮ 核医学検査では放射性医薬品を患者に投与するので、放射線の被曝がある。
⓯ FDGを用いるPET検査では、ブドウ糖によく似た放射性医薬品を投与する。
⓰ 唾液腺造影検査では、造影剤を唾液腺開口部から注入する。
⓱ 嚥下造影検査では、造影剤を加えた模擬食品を患者に摂食させたり飲ませたりする。

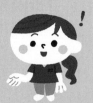

1 エックス線投影の原則

❶ エックス線撮影の原理

　基本的にエックス線画像は影絵の原理を用いている。影絵とは人形や動物等に見立てた手や身体に光を当てた影をスクリーン等に投影したものである。エックス線を身体に照射し、物質透過性の差異（例えば、骨はエックス線を透過しにくいが、軟組織は透過しやすい）を利用して体内を表す（図1）。

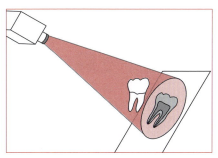

図1　エックス線撮影のイメージ図

❷ 単純エックス線検査

単純エックス線検査

　単純エックス線検査は、影絵の原理に従ってエックス線撮影が行われるものを意味する。つまり、影絵の原理に従ってエックス線撮影が行われたものとCT、MRIや超音波検査のようにコンピュータ断層撮影のものやエックス線以外のものを用いた撮影とを区別することである。しかし、「単純エックス線検査」は別の意味で用いられることもある。例えば、影絵の原理でエックス線撮像される場合で断層撮影（例えばパノラマエックス線画像）以外のものを指すこともある。さらに、造影剤を用いないエックス線撮影にも「単純エックス線検査」を用いる。

❸ 焦点・被写体・画像検出器の関係

　エックス線撮影では、焦点、被写体、画像検出器（フィルム〈センサー〉）間の距離が画像作成に大きく関与する。フィルム（センサー）と撮影対象が密接すると、像は被写体の**実長**となる。一方、被写体とフィルム（センサー）との距離が離れると被写体の像は拡大する（図2）。

実長

　また、エックス線の入射方向によっても現される像は大きく変化する。具体的には、エックス線が被写体の中心に入射すると丸い被写体はそのまま丸く写し出される。一方、斜めから入射すると丸い被写体が歪んでしまう（図3）。

　さらに、実際はエックス線の焦点にはある程度の大きさが必要である。その場合、焦点の大きさによって画像にボケが生じる（図4）。この焦点の大きさによるボケを**半影**と呼ぶ。ボケは俗語であり正式には**鮮鋭度**が低いと表現する。

半影
鮮鋭度

　エックス線画像は、焦点・被写体およびフィルム（センサー）の位置関係に

よってその形が変化する。日常生活でも太陽の位置によって自分自身の影の長さが変化することと同様である。

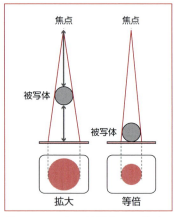

図2 エックス線撮影での焦点・被写体およびフィルム（センサー）間の距離による像の拡大

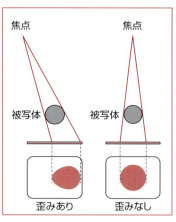

図3 エックス線撮影での入射角の変化による像の歪み

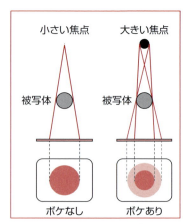

図4 エックス線焦点の大きさによる鮮鋭度の変化

2 口内法エックス線撮影

1 口内法撮影装置

1）撮影室内の装置

口内法エックス線撮影装置は、アーム（支柱）、ヘッドおよびコーンと呼ばれる部位よりなる（図5）。撮影室外にエックス線の照射を調整するコントロールボックスが設置されており、術者は放射線被曝をせずにエックス線の照射を行うことができる。

・ヘッドには、エックス線を発生させるための装置や回路がある。
・アームはヘッドおよびコーンが動かないように安定させる。
・コーンはエックス線の方向を指示する。

口内法エックス線撮影は、撮影対象に合わせてヘッドやコーンを移動させてエックス線照射を行う。そのためヘッドは小さく微小な動きを可能にするよう設計されている。

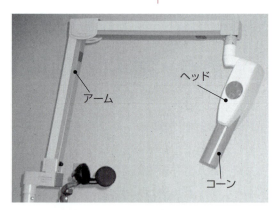

図5 口内法エックス線撮影装置

ヘッド
アーム
コーン

2）コントロールボックス

　口内法エックス線撮影装置の照射量は**照射時間**によって調整される（**図6**）。
　ほとんどの装置では撮影対象者の体型および歯種が設定され、それに基づいて照射時間（エックス線照射量）が決められている。撮影時に不具合が生じた場合は、**照射ボタン**から手を離すことでエックス線照射は中止される。このような設計を**デッドマン式スイッチ**と呼ぶ（**図7**）。それ以外に、エックス線撮影装置に関して法律上規定されているものについて図にまとめている（**図8**）。口内法エックス線撮影装置では透視を行ってはならないことも法律上定められている。

照射時間

照射ボタン
デッドマン式スイッチ

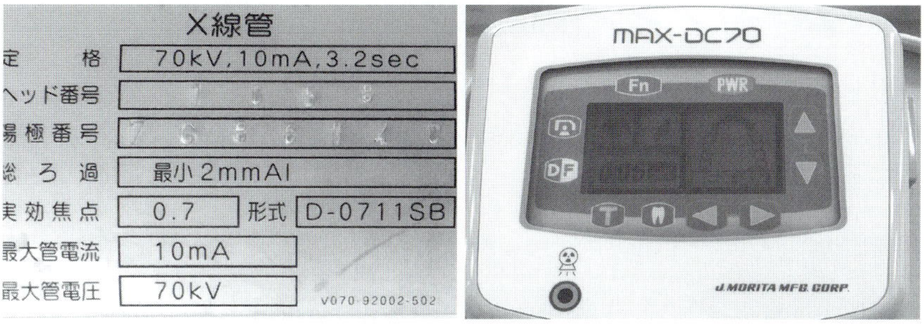

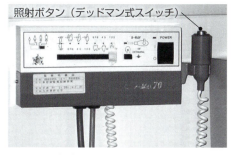

図6　口内法エックス線撮影装置の機能を示す標札

図7　口内法エックス線撮影装置のコントロールボックス

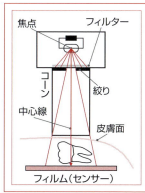

総濾過（付加濾過＋固有濾過）
・70 kV 以下の口内法エックス線装置：1.5mmAl 以上
・それ以外の装置：2.5mmAl 以上

焦点・皮膚間距離
・70 kV 以下の口内法エックス線撮影装置：15cm 以上
・70 kV を超える口内法エックス線撮影装置：20cm 以上
・歯科用パノラマエックス線撮影装置：15cm 以上
・移動型および携帯用エックス線撮影装置：20cm 以上

コーン先端：開放端
照射野：直径 6cm 以下

図8　口内法エックス線撮影装置等の法的規定（医療法施行規則第30条）

❷ 口内法エックス線撮影法

　口内法撮影とは、歯の歯冠から歯根および根尖周囲を撮影するもので、歯科のエックス線検査で最も一般的な方法である。対象となる歯の裏側（舌側・口蓋側）にフィルムなどの画像検出器を設置し、頰側・唇側から対象となる歯に対してエックス線を入射する。

　入射角度は、水平的には隣在歯との重なりを避けるために**正放線投影**とする。垂直的には、**二等分法**と**平行法**で異なる。実際の撮影方法に関しては第9章に詳しく記載した。（→第9章「1 口内法エックス線撮影の診療補助」参照）

正放線投影
二等分法
平行法

❸ その他の口内法エックス線撮影

　口内法エックス線撮影法には、これまでに説明してきた以外にも、フィルム（センサー）の大きさや配置およびエックス線の入射方向の改変によっていくつかの種類がある。咬翼法と咬合法がその代表として挙げられる。

1）咬翼法

咬翼法

　咬翼法は主に上下臼歯部の歯冠および頂部歯槽骨を一度に評価するために利用される。フィルム（センサー）のエックス線入射面に貼付した翼状の突起を咬んだ状態で撮影する（図9〜12）。エックス線の入射角度は咬合平面に対して8〜10°である。

　エックス線の入射角度が平行法に類似しているため、辺縁性歯周炎による初期の頂部歯槽骨の消失を正確に評価できる。

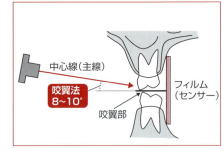

図9　咬翼法

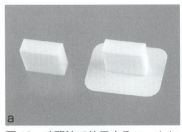
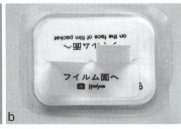

図10　咬翼法で使用するフィルム（a：写真提供：金久弥生先生）

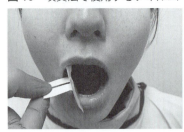
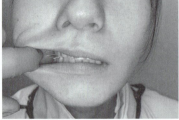

図11　口腔内への挿入

2　口内法エックス線撮影

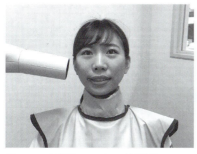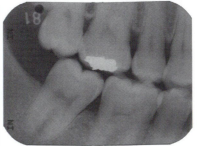

図 12　咬翼法エックス線撮影

2）咬合法

　咬合法はフィルム（センサー）が広いものを使用する。撮影時に上下顎歯によってフィルム（センサー）を軽く咬んでもらうため咬合法と呼ばれる。小さいフィルムを用いる撮影法に比べて、広範囲に広がった病変を評価する際に有効となる。上顎もしくは下顎全域を評価する際に利用される。さらに、エックス線の入射方向によって**二等分法**、**歯軸投影法**および下顎の**斜方向撮影法**に分類される。

咬合法

二等分法
歯軸投影法
斜方向撮影法

（1）二等分法

　二等分法では、右図のようにフィルム（センサー）を咬んでもらい、上顎の場合約70°、下顎の場合は約−40〜−50°でエックス線を入射する（**図 13、14**）。

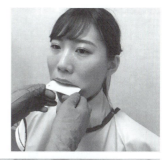

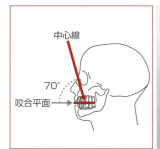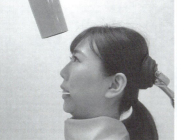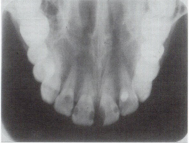

図 13　上顎咬合法エックス線撮影（二等分法）

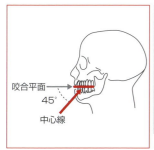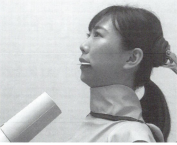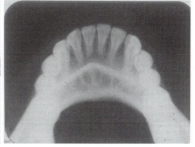

図 14　下顎咬合法エックス線撮影（二等分法）

43

（2）歯軸投影法

歯軸投影法の撮像目的は二等分法とは大幅に異なる。

a．上顎の撮影

上顎では主に正中過剰埋伏歯が歯列弓の唇側に存在するのか口蓋側に存在するのかを評価するうえで有効である。撮影時はフィルムを咬んでもらい、エックス線は歯軸に沿って入射する（図15）。現在は歯科用コーンビームCT（CBCT）の普及で、その応用は減少している。

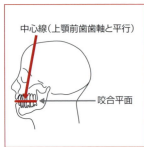 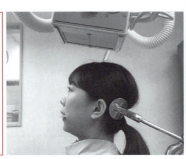 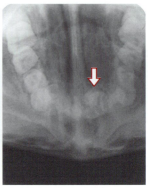

図15 上顎咬合法エックス線撮影（歯軸投影法）
正中過剰埋伏歯が歯列弓より口蓋側に存在することがわかる（矢印部）

b．下顎の撮影

下顎では、フィルムを咬んでもらい、エックス線は歯軸に沿って入射する（図16）。この撮影法により、骨折による骨片の偏位を確認することが可能になる。

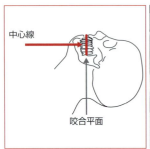 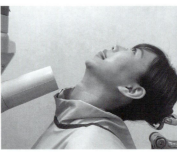 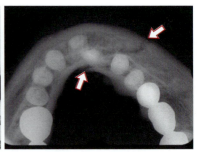

図16 下顎咬合法エックス線撮影（歯軸投影法）
骨折部位が明確にわかる（矢印部）

c．下顎斜方向撮影法

さらに、腫瘍性病変が接する頰舌側皮質骨の変化を確認することもできる。咬合フィルム（センサー）を片側で咬み、エックス線の主線を顎下腺に向けて照射した場合、顎下腺体管移行部の唾石等石灰化物を描出することが可能になる。この撮影法を咬合法の下顎斜方向撮影法と呼ぶ（図17）。

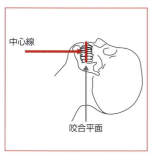
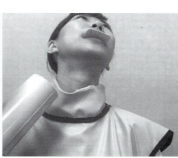
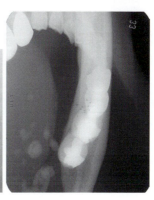

図17　下顎咬合法エックス線撮影（斜方向撮影法）

4 口内法エックス線検査の失敗例

　実際の撮影では、経験不足による撮影の失敗が生じることも多い。失敗には、撮影の失敗と画像（現像）処理の失敗があるが、なかでも撮影の失敗例が非常に多い。撮影の失敗は、主にフィルム（センサー）の位置づけとエックス線の照射方向の不良に分けられる。それぞれに生じやすい例を原因ごとに説明する。

1）位置づけ不良による失敗

　フィルム（センサー）の位置づけ不良が生じやすい部位は主に3か所である。歯列弓の彎曲が強い上顎犬歯部（**図18**）、遠位にいくに従って彎曲している上顎大臼歯部（**図19**）および口腔底の浅い患者ではフィルム（センサー）の挿入が難しい下顎臼歯部（**図20**）である。

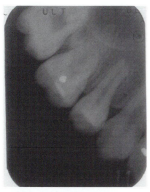
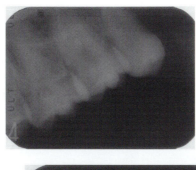

図19　上顎大臼歯部でのフィルム（センサー）の位置づけ不良

図18　上顎犬歯部でのフィルム（センサー）の位置づけ不良

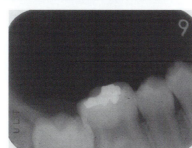
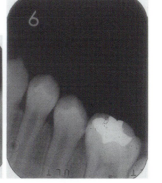

図20　下顎臼歯部でのフィルム（センサー）の位置づけ不良

2）表裏逆による失敗

　フィルム（センサー）にはエックス線が入射する面が決まっている。しかし、誤って表裏を逆にして撮影すると不適切な画像になる。フィルムでは、鉛箔の模様が投影され、同時にエックス線の量が減少して、白っぽい像になってしまう（図21）。

3）照射方向不良による失敗

　エックス線の照射方向の不良による失敗としては、入射角度が小さいために歯の実長よりも長くなる場合が多い（図22）。一方、入射角度が大きいと歯の実長よりも短くなる（図23）。（→第9章1図16参照）

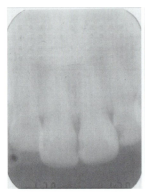
図21　失敗像：フィルム（センサー）の裏面撮影

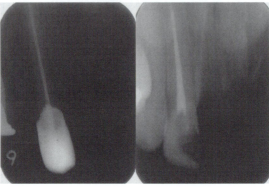
図22　失敗像：歯の実長よりも長くなっている

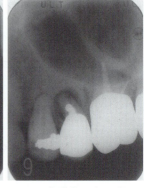
図23　失敗像：歯の実長よりも短くなっている

　また、エックス線がフィルム（センサー）とずれてしまうことでフィルム（センサー）全域に照射されないことがある。これはコーンカッティング（コーンカット）と呼ばれる（図24、25）。

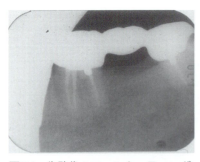
図24　失敗像：コーンカッティング

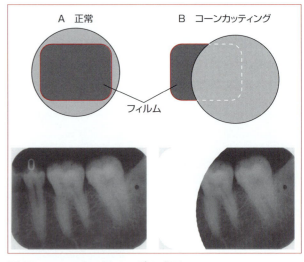
図25　コーンカッティングの成因

コーンカッティング

4）位置づけと照射不良による失敗

　フィルム（センサー）の配置とエックス線の照射不良があわさって失敗することも多い。

　図26では、フィルム（センサー）の口腔底への装着が不良であるうえ、エックス線の入射角度が悪く歯が拡大し根尖も描出できていない。

　エックス線の照射量が不適切で診断に用いることができない場合がある。照射量が多すぎると、像が黒くなりすぎる（図27a）。一方、少ないと像が白くなりすぎる（図27b）。

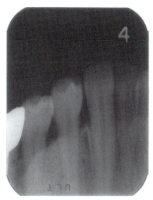

図26　失敗像
フィルム（センサー）の位置づけ不良とエックス線入射角の設定ミス

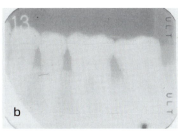

図27　失敗像
エックス線曝射量の過不足（a：過曝射、b：曝射不足）

5）その他の失敗

　エックス線撮影に際し、義歯は外して行う必要がある。義歯をつけたまま撮影すると、エックス線画像に義歯が写ってしまう。この場合、義歯と重なっている部分の歯や歯槽骨を評価することができない（図28）。

　エックス線撮影が終了した後は直ちに画像（現像）処理を行う。しかし、一度撮影した後のフィルム（センサー）に再度撮影を行ってしまうことがある。**二重撮影**といって絶対に犯してはならない失敗である（図29）。

二重撮影

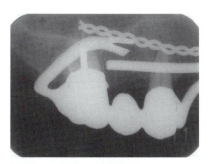

図28　失敗像：義歯装着

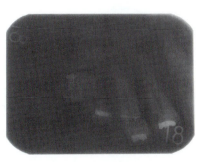

図29　失敗像：二重撮影

3 パノラマエックス線撮影

❶ エックス線断層撮影

　断層撮影の原理はパノラマエックス線撮影法に応用されている。エックス線管とフィルムが支点を中心に対になって動きながら撮影する。支点からずれた位置は、動きのためボケて観察されなくなる。顎関節部を撮影した例を示す（**図1**）。

　画像は CT や MRI に比べると鮮鋭さに欠け、あまり利用されなくなってきている。

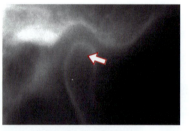

図1　顎関節の断層撮影
顎関節の矢状断画像。矢印は下顎頭

（荒木和之〈3－①のみ〉）

❷ パノラマエックス線撮影の原理

　パノラマエックス線撮影は、口内法エックス線撮影と並んで歯科医療において頻用される画像検査である。1回の撮影で、1つの画像上に上下顎骨およびその周囲骨を写し出す。

　パノラマエックス線画像は歯列弓の顎骨部分を画像化したもので、断層撮影の1つである。

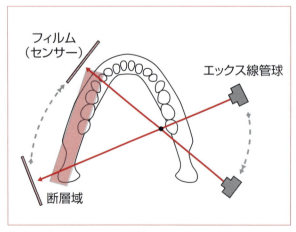

図2　パノラマエックス線撮影の原理

❸ パノラマエックス線撮影装置

　パノラマエックス線撮影装置はエックス線照射部とフィルム（センサー）装填部がその対角線上に位置する（**図3**）。撮影時は対角線上の適切な位置に患者が誘導される（→第9章「2パノラマエックス線撮影の診療補助」参照）。

　撮影時にはエックス線照射部とフィルム（センサー）装填部とが患者の周囲を回るので（**図4**）、防護衣は患者の背中に装着する。

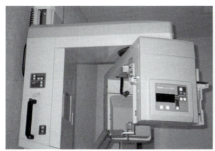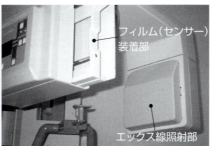

図3　パノラマエックス線撮影装置の外観

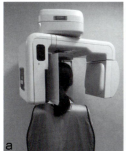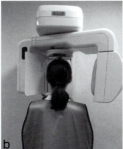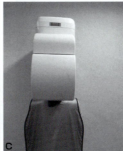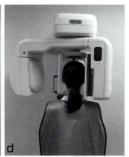

図4　パノラマエックス線撮影装置の回転によって画像が作成されていく（a→b→c→d）

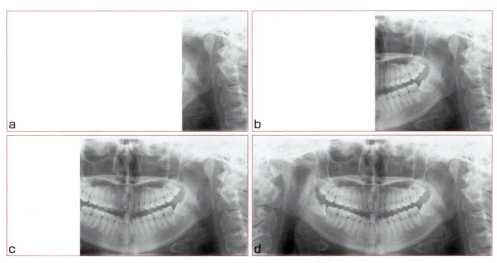

図5　画像が左側より少しずつ増えていくことを示すイメージ図（a→b→c→d）

4 パノラマエックス線画像の障害陰影

断層域
障害陰影

　撮影時は患者の歯や顎骨を**断層域**（焦点が合う面）に適切に位置づけることが必要となる。そのためには患者に対し、頭部傾斜、前後および左右的位置づけを的確に行わねばならない。基本的には患者の正中矢状断が装置の正中と一致し、眼耳平面（フランクフルト平面）と床面が平行となるように位置づける。さらに、顎骨の位置については装置ごとに光源の位置を目印に適切な位置設定を行う（→第9章「2パノラマエックス線撮影の診療補助」**図2**参照）。

　しかし撮影対象の歯列弓と重なって、対象外の顎骨や脊椎がエックス線の照射線上に存在し画像上うっすらと重なって描出される。右側下顎骨には左側下顎骨が、左側下顎骨には右側下顎骨の像が見られる。さらに上下顎前歯部には脊椎の影が見られる（**図6**）。これらを**障害陰影**と呼び、パノラマエックス線画像では避けられない欠点である（**図7**）。読影に際し、障害となることも多い。

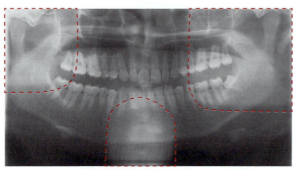

図6　パノラマエックス線画像の障害陰影（破線部）

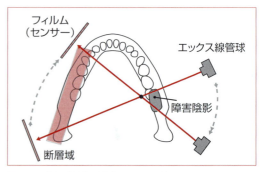

図7　障害陰影の発生イメージ

　同時に、パノラマエックス線撮影を行う際、断層域の幅が歯列弓の位置によって異なることを覚えておく必要がある。断層域の幅は前歯部で5mm程度、小臼歯部は10mm程度であり、大臼歯部は15mm程度となる（**図8**）。そのためパノラマエックス線画像では前歯部が断層域から外れやすくボケやすい。一方、臼歯部は断層域から外れにくいため見えにくいことは少ない（**図9**）。

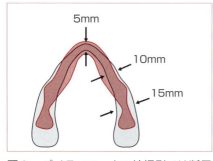

図8　パノラマエックス線撮影では断層域が歯列弓の位置によって変化する

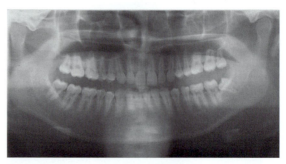

図9　正常パノラマエックス線画像
臼歯部に比べ前歯部は見えにくい

❺ パノラマエックス線撮影の失敗例

　パノラマエックス線撮影における失敗例は、患者の位置づけが不適切であることが主な原因である。失敗の有無は、パノラマエックス線撮影の適不適を評価する次の方法で判断できる。
　①前歯部の根尖の明瞭性…………頭部の前後的な位置づけの適切性
　②顎骨の左右対称性………………左右的位置づけ
　③頸椎の障害陰影の明瞭性………撮影時の体位
　④画像上で描出される咬合平面…Ｖ字型：前傾位、逆Ｖ字：後傾位

1）位置づけ不良による失敗

　頭部の位置づけが前方すぎると前歯部が縮小し（**図 10a**）、後方すぎると拡大している（**図 10b**）。また、左右の位置づけが不良の場合では、右側下顎骨と左側下顎骨の大きさに相違が生じる（**図 11**）。頭部の位置づけ時に装置の正中と患者の正中矢状断とが不一致であったことが原因である。

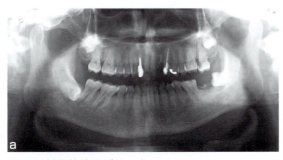 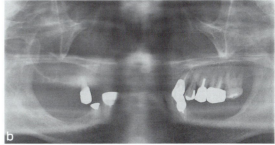

図 10　前後的位置づけ不良
a：前に位置づけた状態　b：後ろに位置づけた状態

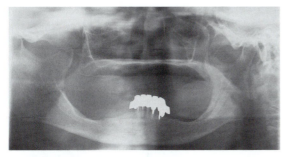

図 11　左右的位置づけ不良

　さらに、顎が上がった状態では前歯部はボケており、咬合平面は逆Ｖ字型を示している（**図 12a**）。逆に顎が下がりすぎた状態ではＶ字型を示している（**図 12b**）。

第6章 エックス線画像検査

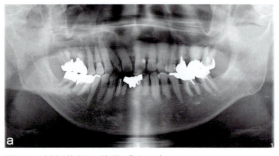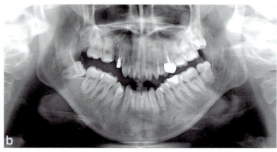

図12　前傾後傾の位置づけ不良
a：顎が上がった状態（逆V字型）　b：顎が下がった状態（V字型）

2）装置との接触による失敗

一方、撮影時は装置が回転するため患者やフィルムに接触し、装置が停止することもある。この場合、撮影は左側より進んでいるため接触した部分より右側は像が不明瞭となる（図13）。

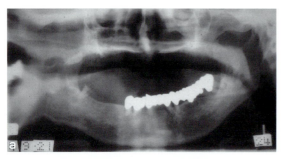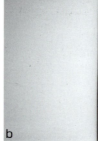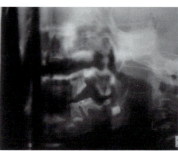

図13　撮影時に装置とフィルムの接触　a：軽度　b：重度

3）その他の失敗

それ以外にも撮影に際して患者への説明不足（図14、15）と撮影者の不注意（図16〜18）が原因で失敗画像が生まれることもある。

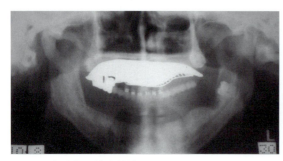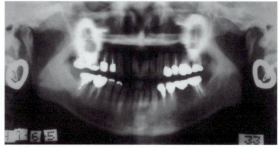

図14　失敗像：義歯装着　　　　　図15　失敗像：ピアス装着

52

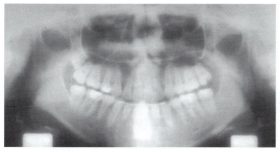
図16 失敗像：フィルム（センサー）の装着ミス
撮影者が誤ってフィルム（センサー）を表裏逆転させた場合、本来描出されない金具等が写し出される

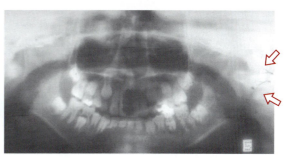
図17 失敗像：フィルムの静電気

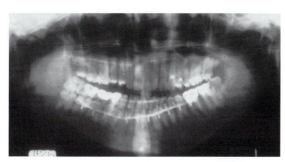
図18 失敗像：二重撮影

6 パノラマエックス線検査と口内法エックス線検査の比較

最後にパノラマエックス線検査と口内法エックス線検査との利点・欠点を比較した表を示すので整理してほしい（表1）。

表1 パノラマエックス線検査と口内法エックス線検査との比較

	パノラマエックス線検査	口内法エックス線検査
撮影対象	すべての歯、上・下顎骨全域	数本の歯、歯槽骨
フィルム（センサー）の設置	口腔外（口外法）	口腔内（口内法）
撮影時間	20秒程度	1秒未満／1枚程度
空間分解能（鮮鋭度）	低い	高い
被曝線量	0.05 mSv程度	0.01 mSv／1枚程度
特徴	・開口不能でも撮影可能 ・障害陰影と像の拡大 ・動く患者には撮影困難 ・前歯部は不明瞭	・歯や歯槽骨の詳細な評価が可能 ・撮影領域が歯の周囲に限定

（森本泰宏、小田昌史、田中達朗）

文献（巻末掲載） 8）

4 その他のエックス線撮影

❶ 頭部エックス線規格撮影

頭部を規格的（常に同じ位置づけ、撮影条件）に撮影する（**図1**）。成長による頭部の経時的な変化や骨格性の異常を把握できる。歯の矯正、顎変形症の治療計画、術後評価に使われる。

エックス線写真は投影像（影絵）なので、エックス線の入射方向、被写体の位置づけなどによって画像の大きさや形が変わる。治療効果判定のためには規格的に撮影して術前術後の変化が比較できることが重要である。

> 頭部エックス線規格写真
> セファログラム

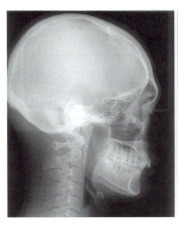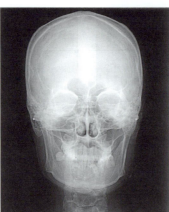

図1　頭部エックス線規格写真（セファログラム）側面像、正面像

撮影には**セファロスタット**が使われる。頭部の固定具として**イヤーロッド**が取りつけられている。イヤーロッドを患者の左右外耳孔に挿入し、頭部を固定して撮影する（**図2、3**）。

> セファロスタット
> イヤーロッド

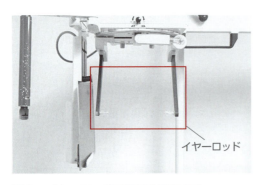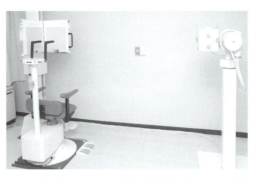

図2　イヤーロッドで頭部を固定する

図3　頭部エックス線規格撮影装置の全景（写真提供：奥村泰彦先生）

- フランクフルト（FH）平面を床に平行にする。
- 頭部正中部の**拡大率**は常に 1.1 倍になる（**図4**）。

> 拡大率

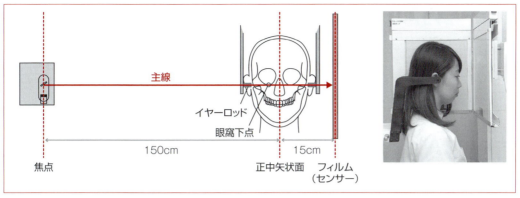

図4　頭部エックス線規格撮影の例（写真提供：奥村泰彦先生　エックス線管球側より撮影）

❷ 頭部後前方向撮影

　頭部正面撮影、P-A（Posterior-Anterior）撮影、後頭前頭方向撮影とも呼ばれる。上下顎骨および副鼻腔を観察する。フィルム（センサー）に鼻尖と額をつけて、フランクフルト平面がフィルムと直角方向に10°程度傾くように頭部を位置づける。主線をフィルムに対し直角に入射する（図5）。

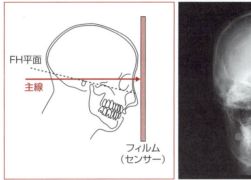
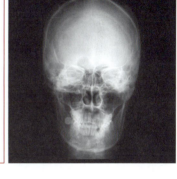

図5　頭部後前方向撮影

❸ 頭部側方向撮影

　上下顎骨および副鼻腔を観察する。左右顎骨が重なるので顎骨の観察には適さない。軟組織撮影を併用した写真は鼻咽頭閉鎖不全や嚥下機能の観察に使われる。
　フィルムを正中矢状面に平行にし、検査側（観察したいほう）の側頭部を密着させる。主線はフィルムに直角で、左右外耳道を通る方向に入射する（図6）。

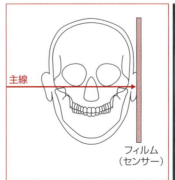
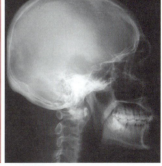

図6　頭部側方向撮影

❹ 頭部軸方向撮影

　頭部軸位撮影、オトガイ頭頂方向撮影とも呼ばれる。下顎骨、頬骨弓、蝶形骨洞ならびに卵円孔を観察する。

　頭頂部にフランクフルト平面に平行にフィルムを置く。主線はオトガイ部からフィルムに直角に入射する（図7）。体位のうえでやや苦痛を伴うことがある。

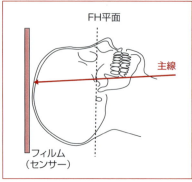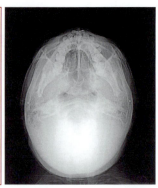

図7　頭部軸方向撮影

❺ 上顎洞撮影（ウォーターズ撮影法）

ウォーターズ撮影法

　ウォーターズ撮影法が用いられる。筋突起、眼窩、頬骨弓ならびに副鼻腔を観察する。

　フィルムにオトガイ部をつけて、フランクフルト平面がフィルムに対して45°になるように頭部を持ち上げる。主線は頭頂部から鼻尖を通ってフィルムに直角になるように入射する（図8）。

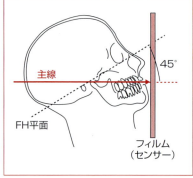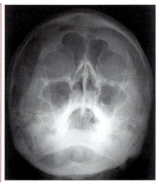

図8　上顎洞撮影（ウォーターズ法）

❻ 顎関節撮影

　側斜位経頭蓋撮影や眼窩関節方向撮影が用いられる。

1）側斜位経頭蓋撮影（シュラー法もしくはシュラー変法）

シュラー法

　顎関節の側面像を観察する。下顎頭の形態異常や移動量を観察することができる。左右の顎関節が重ならないように、フランクフルト平面に対して20〜25°斜め上方から入射する。水平方向では、下顎頭の長軸（外側極と内側極を結んだ線）が傾いているので、その長軸方向に（やや後方から）入射する。通常、左右下顎

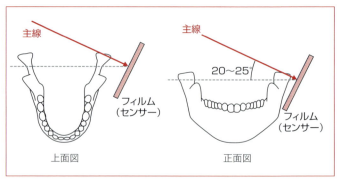

図9a　側斜位経頭蓋撮影

頭の閉口時と開口時で計4回撮影する（**図9b**）。

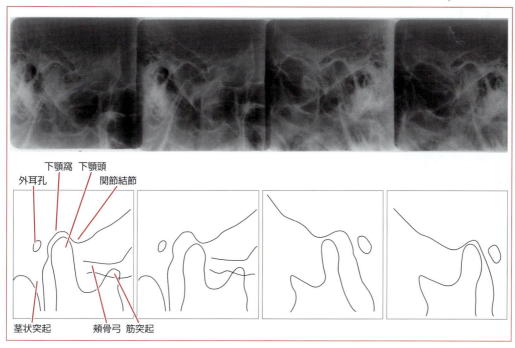

図9b　側斜位経頭蓋撮影とトレース（左から：右側閉口位、開口位、左側開口位、閉口位）

2）眼窩関節方向撮影

　眼窩下顎枝方向撮影、眼窩上行枝方向撮影とも呼ばれる。顎関節の正面像を観察する。

　患者の後頭部にフィルム（センサー）を置き、顔を検査側に20°傾ける。主線を眼窩の中心を通り、フランクフルト平面に対し20〜25°上方から入射する。この位置づけにより眼窩の中に下顎頭が写る。関節結節との重なりを防ぐために開口時で撮影する。

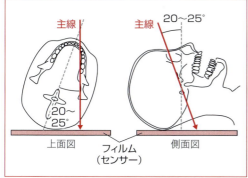 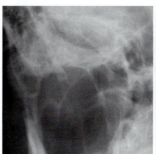 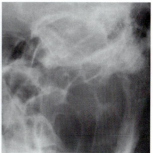

図10　眼窩関節方向撮影（右側下顎頭、左側下顎頭）

（原田卓哉）

文献（巻末掲載）　8）

5 CT

CTは、エックス線を使って人体の断面像を得る撮影法である。
CTは人体のあらゆる部位の診断に利用されている。顎口腔領域では、顎骨の腫瘍や嚢胞、歯肉癌などの悪性腫瘍の診断に利用されている。

CT
Computed tomography

1 撮影の原理

装置の模式図、概観を示す（図1）。エックス線管と検出器（センサー）が対になって被写体を周回し、検出器で捉えた被写体透過後のエックス線量をコンピュータで計算して被写体の断面像を得る（画像再構成処理）。患者は患者テーブル上で仰臥位となる。テーブルが動くことで必要な範囲が撮影される。

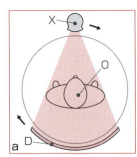 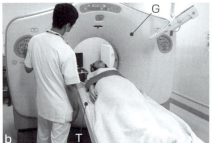 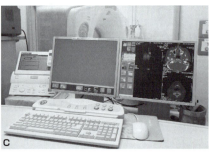

図1　CT装置
a：ガントリー部模式図。エックス線管（X）と検出器（D）が、被写体（O）を挟んで向かいあって配置されている
b：撮影室内（G：ガントリー　T：患者テーブル）。ガントリー内にエックス線管と検出器がある。患者は患者テーブルに仰臥位となる。エックス線管と検出器が連続回転する間、テーブルはガントリー内で連続的に移動し撮影する
c：操作卓。撮影室の外に設置され、撮影の操作や画像の確認ができる

2 画像の表示・撮影の特徴

CTでは一度の撮影で、脂肪や筋肉などの軟組織から皮質骨やエナメル質などの硬組織までのエックス線吸収の違いを**CT値**という相対的な数値で表現する。1つの画像に軟組織から硬組織まで含めた濃淡で表示すると病変が見にくくなるので、軟組織がよく見える表示や硬組織がよく見える表示に調整する（図2、3）。患者の連続した断層面を得ることができ、軸位断以外にも矢状断や冠状断、顎骨の場合は顎骨に平行な断面やそれに直行する断面で表示し、病変を三次元的に把握することができる。エックス線の被曝量はやや多い。

CT値

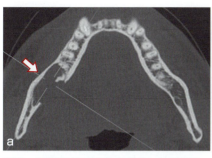
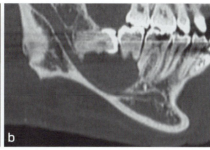
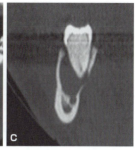

図2　下顎の歯原性角化囊胞（矢印部）　骨表示モード　a：軸位断　b：顎骨に平行な断面　c：bに直交する断面

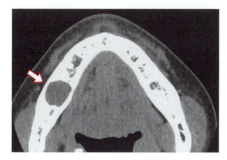

図3　下顎のエナメル上皮腫（矢印部）
軟組織表示モード
下顎右側臼歯部に軟組織濃度の病変を認める

❸ 造影CT

　撮影時にヨード系の**造影剤**（→第6章「10 造影検査」参照）を静注して撮影する方法を**造影CT**と呼ぶ。病変と正常組織のコントラストがない場合に造影剤を用いることでコントラストが増強されわかりやすくなる。腫瘍、特に悪性腫瘍の原発部や頸部リンパ節転移の診断に利用される。ただし、ヨード系造影剤（**ヨード製剤**）は 0.01 ～ 0.04% 程度の人に重篤な副作用が起きることがあり、検査は緊急事態に対応できる体制で行う。

　造影CTの例（**図4**）では、舌から口腔底にかけての癌腫が明瞭に見られる。

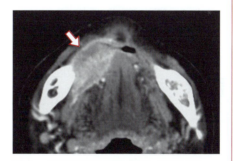

図4　舌口腔底の悪性腫瘍（造影CT）
右側舌側縁から口腔底にかけて造影された病変（舌癌）を認める（矢印部）

造影剤
造影CT

ヨード製剤

（荒木和之）

6 歯科用コーンビーム CT

歯科用コーンビーム CT（CBCT）が開発される以前は、三次元的な画像診断は医科用 CT を用いて行われていたが、歯科の微細な解剖学的構造を観察するにはあまり適していなかった。1990 年代に歯科用 CBCT が開発され、現在では一般歯科医院などにも広く普及されている。

歯科用コーンビーム CT
CBCT

❶ 撮影の原理

歯科用 CBCT は、水平なアームの両端にエックス線管球と二次元エックス線検出器が取りつけられており、外観はパノラマエックス線撮影装置と類似している。撮影時は、エックス線を照射しながら頭部（歯列）の周りを 1 回転（または半回転）することで、全体の二次元の投影データを収集している（**図 1**）。

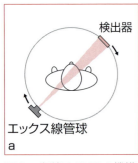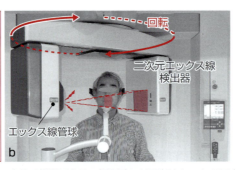

図 1　歯科用 CBCT の機構　座位で撮影できる。撮影時には頭部をしっかり固定する

❷ 画像の表示

撮影で得られた頭部（歯列）の二次元投影データは、コンピュータで画像再構成されて三次元構築される。三次元構築されたデータは、任意な部位を輪切りにすることが可能なため診断に有効である（**図 2**）。また、三次元構築されたデータを立体的に表示することも可能である。

❸ 撮影の特徴

1）医科用 CT との比較

医科用 CT の空間的な**分解能**は 0.3mm 程度であるのに対し、歯科用 CBCT は 0.1mm 程度と高精細で、歯や骨といった**硬組織**の分解能が非常に高い（**図 2**）。しかし組織分解能が非常に低いため、唾液腺やリンパ節といった**軟組織**

分解能
硬組織
軟組織

の診断能は医科用 CT よりも格段に劣る。

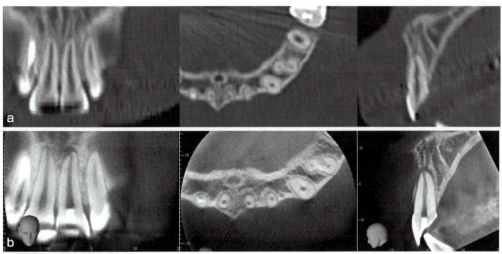
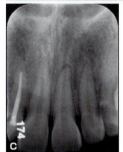

図2　各装置による画像の比較
　　　a：医科用CT（一部拡大）　b：歯科用CBCT　c：口内法エックス線撮影

❹ 歯科領域での利用

　歯科用 CBCT は、インプラント埋入時の術前検査として下顎管の位置、上顎洞までの距離、歯槽骨の骨梁状態や骨形態の確認に用いられていた。2012年に保険診療報酬に収載されてからは、難治性の根管治療に対して根管の数や形態、根尖病巣や歯根嚢胞の大きさ、埋伏歯、変形性顎関節症、歯周外科の術前検査などにも利用されている。

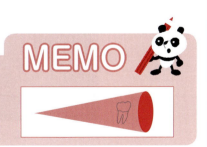

コーンビーム CT と呼ばれる由来
エックス線が円錐状または角錐状（コーン状）に照射されるためである。

（新井嘉則、雨宮俊彦）

7 MRI

1 検査の特徴

- MRI（磁気共鳴撮像法）は、磁気共鳴現象の原理を用いて水素原子（プロトン）から生じる信号を検出している。
- 生体のさまざまな断面を画像化する検査法である。
- 通常正の電荷を帯び、さまざまな方向を向いているプロトンの磁性は、外部からの強力な**磁場**（静磁場）を加えるとコマのような回転運動（歳差運動）を伴い、生体組織全体として一定の方向に磁性を帯びる（**図1**）。
- プロトンにラジオ波（RFパルス）を外部から与えると一斉にプロトンは静磁場に対してある角度で倒され、印加をやめるとプロトンはRFパルスが印加される前の状態に戻る。
- 血流が増加している病変（腫瘍や炎症）を明瞭に描出するために経静脈的にガドリニウム造影剤を注入して造影MRIを行うことがある。

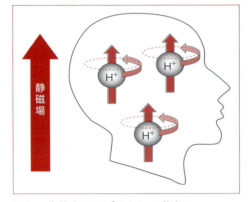

図1　生体内でのプロトンの動き
MR装置により生体内のプロトンに静磁場（強力な磁場）が加えられ、プロトンの磁性は一斉に同じ方向を向く

MRI
Magnetic Resonance Imaging

磁場

ラジオ波

ガドリニウム造影剤
造影MRI

2 検査対象

- 顎関節疾患（図2）
- 悪性腫瘍および腫瘍性病変（図3）
- 嚢胞性疾患
- 炎症性疾患

顎関節疾患

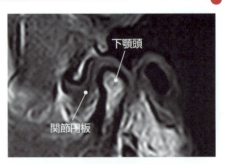

図2　MRI（プロトン密度強調像）
男性50代。顎関節症症例。関節円板は前方転位している

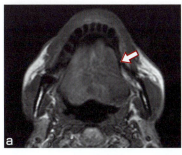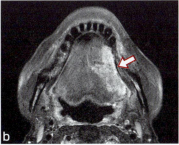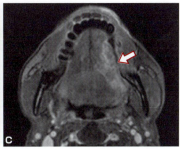

図3 MRI（a:T1強調像、b:T2強調像、c:造影T1強調像）
男性70代。左舌癌症例。左舌縁に腫瘤性病変がみられる。MRIでは病変は、T1強調像で低信号（a矢印部）、T2強調像で高信号（b矢印部）、造影T1強調像で高信号（c矢印部）を示す。病変は内舌筋方向へ浸潤している

❸ 画像の表示

　MRIではMR信号の情報を画像化し、信号強度の差が画像のコントラストを与えている（**表1**）。

表1 T1強調像、T2強調像での各組織、病変の信号強度比較

	脂肪	水	病変
T1強調像	高信号（白）	低信号（黒）	低信号（黒）
T2強調像	低信号（黒）	高信号（白）	高信号（白）

T1強調像
T2強調像

❹ 利点

- エックス線被曝がない。
- CTと比較して組織分解能に優れている（**表2**）。
- 軟組織の診断に有用である。
- 顎骨骨髄の直接抽出が可能。

表2 MRIとCTの比較

	MRI	CT
被曝	なし	あり
撮像時間	長い	短い
組織分解能	高い	低い
空間分解能	低い	高い
時間分解能	低い	高い

❺ 欠点

- 強力な磁場を用いるため、磁性金属を有する者、人工関節や人工内耳、心臓ペースメーカーや脳クリップ等には禁忌である。
　（現在ではMRI検査対応の心臓ペースメーカーや手術クリップが主流となり、それらを装着していてもMRI検査は可能となっている。）
- 閉所恐怖症の患者にはMRI検査ができない。
- 頭頸部領域では、口腔内補綴物が磁性金属の場合に画像が歪み、読影困難になることがある。

（箕輪和行、志摩朋香）

文献（巻末掲載）　8）

8 超音波検査

生体にプローブ（探触子）を密着させ、そこから超音波ビームを生体に照射、その反射波をプローブで受信し画像化する（図1、2）。一般には被写体表面にゼリーを塗布し、プローブを密着させて観察する。

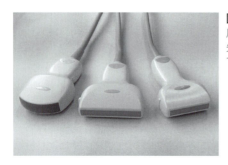

図1　各種のプローブ
周波数や形態が異なる。先端部を対象に密着させて観察する

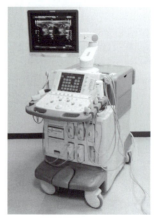

図2　超音波検査装置
複数のプローブが装着されており、用途により切り替えて使用

1 超音波検査法の原理

・超音波ビームを対象に照射し、境界面で反射した超音波を受信する。
・照射から受信までの時間を、音速を基にして距離に変換する。
・受信した反射波の強度を輝度に変換して画像化する。
　（反射波の画像化なので、エコー〈Echo〉と呼ばれる）

プローブ

エコー

2 画像の表示

基本的な表示法である **B-mode**（Brightness mode）（図3）のほか、反射体の動きを表示する **M-mode**（Motion mode）（図4）、ドップラー効果を用いて血流速をグラフ化して表示する**ドップラー法**（図5）、血流のある部分のみに色づけして B-mode 画像に重ねて表示する方法（カラードップラー）など各種の表示法がある。

B-mode
M-mode
ドップラー法

3 検査の特徴

1）利点

・電離放射線を使用しないので、被曝しない。
・リアルタイム画像が得られ、リアルタイムでの観察が可能。
・CT・MRI に比べ装置が小型で簡便。

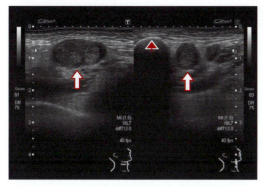

図3　B-mode（歯肉癌の顎下リンパ節転移の症例）
2方向の画像を並べて標示。矢印が転移リンパ節。▲部は下顎骨表面で、それより深い領域は描出されない

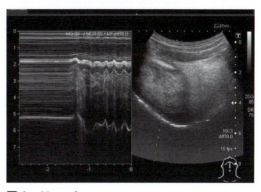

図4　M-mode
動いている反射体の経時的な位置変化を表示

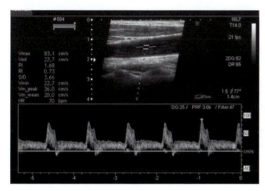

図5　ドップラー法を用いての流速表示
反射体が動いている場合、ドップラー効果により反射波の周波数に元の送信周波数からのずれが起こる。このずれを捉えることにより動きを表示することが可能となる（生体中では血流を示す）

2）欠点

- 骨表面などで全反射を起こす領域より深部は観察できない（顎骨内は観察不能）。
- 空気層が介在すると観察できない。

4 歯科口腔外科領域での利用

- 軟組織病変が対象となる。
- リンパ節（口腔癌症例のリンパ節転移）や、唾液腺（腫瘍性疾患、閉塞性疾患、シェーグレン症候群等）が主体。

5 周波数の比較

- 可聴音：一般に 16〜20000Hz。
- 超音波スケーラーの周波数：数 10kHz。
- 診断用超音波装置：3 MHz〜30MHz 程度。

6 超音波の周波数と観察対象

- 周波数が高いほど、より小さな対象からの反射を捉えることができる。
  高周波数装置：表在臓器用で解像度優先（7.5MHz 以上）。
- 周波数が低いほど、生体中での減衰が少なく、より離れた部位の観察ができる。
  低周波数装置：深部が観察対象の腹部臓器用（3.5MHz 程度）。

>周波数

（笹井正思）

9 核医学検査

1 シンチグラフィとシングルフォトンエミッション CT（SPECT）

1）撮影の原理
　放射性医薬品を患者に投与した後、体内から放出されるガンマ線をシンチレーションカメラ（検出器）で画像化する検査法をシンチグラフィと呼ぶ。

>放射性医薬品
>シンチグラフィ

2）画像の表示
　当初は、体内分布を平面に投影する撮像方法が中心であったが、その後の技術的改良により、検出器が患者の周りを回転しながら画像データを記録し、断層画像が得られるようになった。この核医学断層画像検査をシングルフォトンエミッション CT（Single Photon Emission Computed Tomography：SPECT）と呼ぶ（図1）。

>シングルフォトンエミッション CT

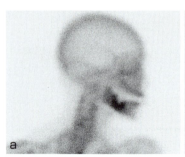
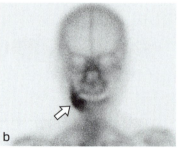
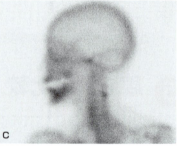

図1　薬剤関連顎骨壊死（medication-related osteonecrosis of the jaw：MRONJ）
74歳の女性。骨シンチグラフィ（a：右側面像、b：正面像、c：左側面像）では、下顎右側臼歯部（矢印）に強い異常集積を認める

3）特徴および利用

（1）骨シンチグラフィ

骨代謝を画像化する核医学検査を**骨シンチグラフィ**と呼ぶ。^{99m}Tc 標識リン酸化合物を静注し、全身像、必要に応じスポットを撮像する。

対象疾患は悪性腫瘍の骨転移である。さらに骨系統疾患、骨折、骨髄炎などの早期診断にも優れている。

（2）唾液腺シンチグラフィ

^{99m}Tc パーテクネテートを静注すると耳下腺、顎下腺を中心に集積し、その後、濃縮され唾液として排泄される。両側唾液腺の集積を経時的に観察し、唾液腺機能を直接的に評価する核医学検査を**唾液腺シンチグラフィ**と呼ぶ。

対象疾患はシェーグレン症候群である。また、ワルチン腫瘍を特異的に診断することができる。

2 ポジトロンエミッション断層撮像（PET）

1）撮影の原理

陽電子（ポジトロン）と電子の結合により一対の消滅放射線を生成するポジトロン放出核種の分布を画像化する核医学断層画像検査を**ポジトロンエミッション断層撮像**（Positron Emission Tomography：PET）と呼ぶ。

静注された ^{18}F 標識フルオロデオキシグルコース（^{18}F-FDG）は化学構造式、体内挙動がともにブドウ糖に酷似し、糖代謝の指標として優れる。

2）画像の表示

従来の核医学本来の機能・代謝画像に加え、最近では PET/CT（**図2**）、PET/MRI、SPECT/CT などの融合画像（Fusion image）を用いて、病変に関する詳細な形態画像（CT や MRI）と機能・代謝画像（SPECT や PET）などを同一断層面で捉えることが普遍的になってきている。

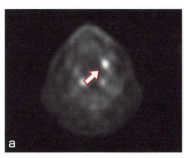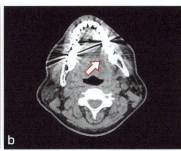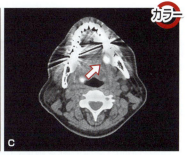

図2　舌扁平上皮癌
59歳の男性。a：PET では、強い FDG 集積（矢印）を認める。　b：CT では、金属アーチファクトのため病変（矢印）の評価は困難である。　c：融合画像である PET/CT では、左舌側縁部（矢印）に強い FDG 集積を認める

第6章　エックス線画像検査

3）特徴および利用

　糖代謝の亢進している癌組織の描出、心筋梗塞後の心筋の糖代謝面からの正確な判定などに利用されている。特に口腔癌の遠隔転移に有用である。

　対象疾患は悪性腫瘍、虚血性心疾患である。核医学画像は CT や MRI と比べて空間分解能が低く、解剖学的な情報が十分ではないため、融合画像が用いられる。

（小椋一朗）

10　造影検査（摂食嚥下検査）

　通常のエックス線撮影では、軟組織のエックス線吸収には大差がなくコントラストがつかないため、観察できない。軟組織の境界にコントラストを強調するための物質（**造影剤**）を入れて撮影することにより形態の観察が可能となる。

造影剤

　消化管や血管などの管腔構造を有する臓器が対象となり、歯科口腔外科領域では唾液腺、顎関節、嚥下が主であるが、抗がん剤治療の動脈内投与に際し血管同定・確認などのために血管造影がなされることもある。

❶　造影剤の種類

・**陽性造影剤**：エックス線を遮る能力が大きく、エックス線写真で白く写る。バリウム製剤とヨード製剤に代表される。通常は消化管の検査にはバリウム製剤を、その他の造影検査にはヨード製剤を用いる。

陽性造影剤

・**陰性造影剤**：生体軟組織よりエックス線をよく通すので、エックス線写真で黒く写る。空気、二酸化炭素などのガスに代表される。陽性造影剤と組み合わせての二重造影検査時に使用される。

陰性造影剤

❷　唾液腺造影検査

唾液腺造影

　唾液腺開口部から逆行性に造影剤を注入し、主導管から末梢までの導管系全域を造影剤で満たして、その形態・性状を撮影する。

　シェーグレン症候群等による腺の変化や唾液腺腫瘍、唾石症等が観察対象である。急性期の炎症や唾液腺開口部から排膿があるような症例は、造影剤注入により増悪する恐れがあるため唾液腺造影検査の対象とはならない。

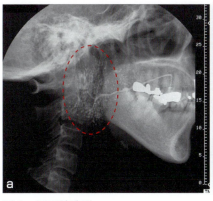
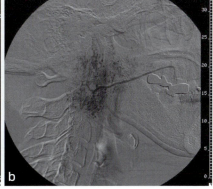

図1　耳下腺造影
a：腺内末梢部に多数の顆粒状の造影域がみられる（シェーグレン症候群などにみられる apple tree appearance といわれる像〈破線部〉）
b：DSA（Digital Subtraction Angiography）画像。造影剤注入部のみを描出するため、注入前の画像と注入後の画像との差を表示したもの

3　嚥下造影検査

　嚥下機能評価の「ゴールドスタンダード」とされる検査であり、ＶＦ（videofluorography）と呼ばれることが多い。
　エックス線透視下で、造影剤を加えた模擬食品を患者に摂食させ、誤嚥や咽頭残留などの病態を評価する。それを踏まえて、誤嚥や咽頭残留がより少なくなるように体位などを調整し、その効果を透視下で実際に確認して治療に反映させる。

1）対象
・摂食嚥下障害
・口腔腫瘍等による切除術後や、唇顎口蓋裂等の器質的障害
・脳卒中等の後遺症や発達遅滞等の機能的障害

2）検査の特徴
　診断と治療の2つの目的をあわせもつ検査である。
（1）利点
　準備期・口腔期・咽頭期・食道期まで一連として捉え、誤嚥を直接観察することができる。
（2）欠点
　被曝を伴う検査であるため、特別の検査室で行う必要があり、観察時間にも制約がある。また、通常の食品をそのまま用いることはできず、造影剤を加えて検査用に調整する必要がある。

第6章　エックス線画像検査

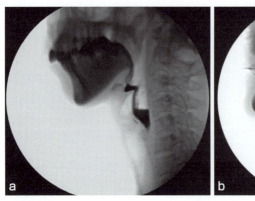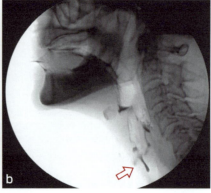

図2　嚥下造影検査
エックス線写真では骨を白く表示するが、このような透視検査では骨や造影剤を黒く表示することが多い
a：喉頭蓋谷を越え梨状陥凹に造影剤が達した状態（嚥下直前）
b：気管への造影剤の流入（誤嚥）

（笹井正思）

文献（巻末掲載）　9）

第6章 やってみよう

以下の問いに○×で答えてみよう

1. コーンはヘッドで作られたエックス線束の方向を指示する役割をもつ。

2. 撮影の継続は不利益となる場合に照射ボタンから手を離すことでエックス線照射は中止される。

3. 口内法エックス線撮影においてエックス線束の水平的入射方向は原則として偏心投影にて決定する。

4. 口内法エックス線撮影においてエックス線束の垂直的入射方向は原則として二等分法にて決定する。

5. 咬翼法は隣接面う蝕の評価には向かない。

6. 咬合法ではフィルム（センサー）を軽く咬んで撮影する。

7. 回転式パノラマエックス線画像は断層画像である。

8. セファログラムでは、拡大率が2.0倍となるように規格化されている。

9. ウォーターズ法は顎関節の観察に用いられる。

10. 頭部エックス線規格撮影は歯の矯正で使用される。

11. 頭部軸位方向撮影では頬骨弓の骨折に有効である。

12. 上顎洞の撮影にシュラー法を使用する。

13. CTは軟組織を画像にすることができる。

14. 医科用CTに比較してCBCTは空間分解能にすぐれている。

15. CBCTは、インプラント埋入時、埋伏智歯の抜去、および難治性の根管治療の際などに用いられる。

16. MRI検査では磁場とエックス線を用いる。

17. MRI画像は軟組織の組織分解能に優れている。

18. 超音波撮影装置はエックス線を使用しないため被曝はない。

19. 超音波検査はリアルタイムで画像を表示できる。

20. PETは体内の糖代謝が亢進している部位を画像化している。

21. 唾液腺造影は造影剤を唾液腺開口部から逆行性に注入する。

22. 嚥下造影検査では放射線の被曝はない。

1 ○	2 ○	3 ×	4 ○	5 ×	6 ○	7 ○	8 ×	9 ×	10 ○
11 ○	12 ×	13 ○	14 ○	15 ○	16 ×	17 ○	18 ○	19 ○	20 ○
21 ○	22 ×								

第7章 画像診断

1 正常解剖像
2 病変の画像所見
3 口腔インプラントでよく用いられる画像検査法

おぼえよう

1. 口内法エックス線検査は歯科特有の単純エックス線検査法の1つである。
2. 正常像を理解し、異常像を知ろう。
3. パノラマエックス線検査は歯科で用いる代表的な断層エックス線検査法の1つである。
4. 反対側や頸椎の障害陰影および含気空洞の出現部位も知り、正常像を理解し、異常像を知ろう。
5. 正常な歯、歯周組織および顎骨の画像所見を理解する。
6. 口腔インプラントの画像検査法をおぼえる。
7. インプラントCT検査の手順をおぼえる。

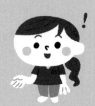

1 正常解剖像

❶ 口内法エックス線写真

1）口内法エックス線写真の正常像

　下顎大臼歯部の正常像（**図1**）とトレースおよび14枚法による全顎の正常像とトレースを示す（**図2**）。

14枚法

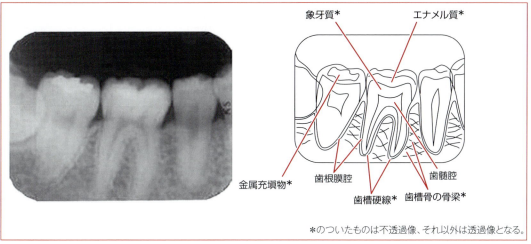

図1 口内法エックス線写真（正常像とトレース）

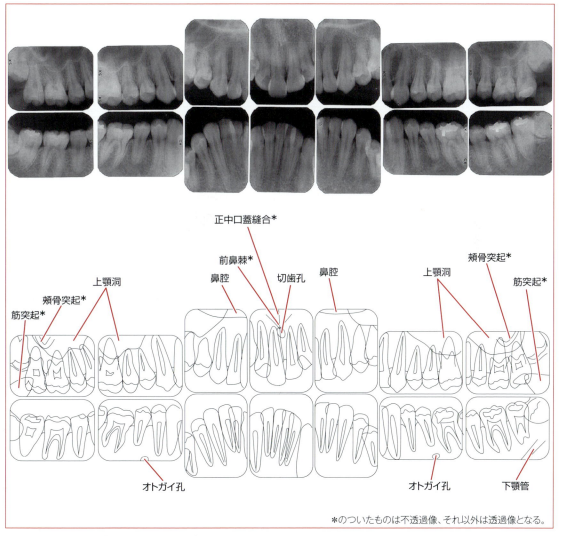

図2 14枚法 口内法エックス線写真（正常像とトレース）

2）正常口内法エックス線写真の特徴

- エナメル質はヒトの組織中で一番高いエックス線不透過像（一番白く写る）を呈する。
- 口内法エックス線写真で象牙質、セメント質の区別はつかない。
- エックス線不透過性：エナメル質＞象牙質＝セメント質
- 歯髄腔腔および根管はエックス線透過像を呈する。
- 正常歯根膜腔の幅は 0.2〜0.4mm である。
- 正常な顎骨の歯槽骨頂はエナメルセメント境より 2〜3mm 根側である。
- 歯槽硬線（歯槽白線）は歯槽窩表層の 0.3mm 程度の薄い緻密骨である。
- 歯槽硬線（歯槽白線）はエックス線不透過像を呈する。
- 骨梁は歯槽骨の海綿骨の線状の緻密骨である。
- 骨梁は網目状のエックス線不透過像を呈する。

※歯科用金属や根管充塡剤はエナメル質よりもエックス線不透過性が高い（一番白く写る）。

エナメル質
エックス線不透過像

象牙質
セメント質

② パノラマエックス線撮影

パノラマエックス線検査は、歯科で頻用される代表的な断層エックス線検査の 1 つである。

1）正常パノラマエックス線写真の特徴

パノラマエックス線写真は顔面部の横－前－横の 3 方向からの合成像として理解すると解りやすい（図3）。パノラマエックス線写真の正常像とトレースを示す（図4）。

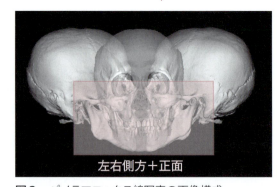

図3　パノラマエックス線写真の画像構成

（1）透過像を呈するもの

- 鼻腔、上顎洞、眼窩、翼口蓋窩、外耳孔はエックス線透過像を呈する。
- 下顎管、オトガイ孔はエックス線透過像である。
- 含気空洞は咽頭、口腔の含気が連なる帯状のエックス線透過像を呈する。

含気空洞

（2）不透過像を呈するもの

- 顎骨、翼状突起、頰骨突起裏面（無名線）、硬口蓋、鼻中隔、下鼻甲介、頰骨弓、上顎洞底線はエックス線不透過像を呈する。
- オトガイ棘、外斜線、内斜線、下顎頭、筋突起はエックス線不透過像である。
- 舌骨、茎状突起はエックス線不透過像である。

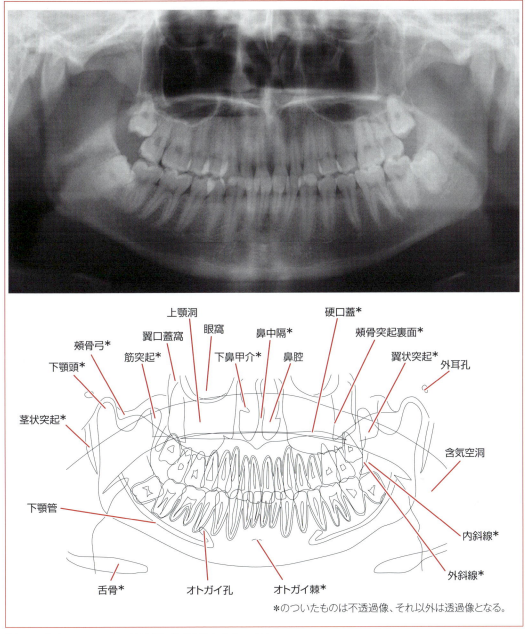

図4 パノラマエックス線写真（正常像とトレース）

3 頭部エックス線規格撮影法（セファログラム）

矯正治療時の治療計画や経過観察に必ず用いる口外法で、単純エックス線検査法の1つである。頭部エックス線規格写真とトレースを示す（**図5**）。

・画像は1.1倍の拡大像である（撮影法→第6章4「1頭部エックス線規格撮影」）。

第7章 画像診断

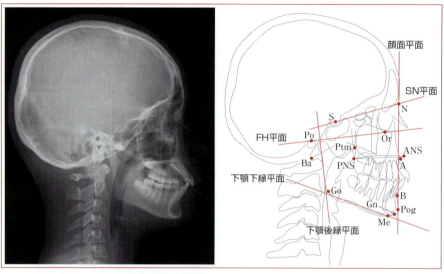

図5　頭部エックス線規格写真（正常像とトレース）

表1　基準になる計測点

略称	名称	定義・位置
N	ナジオン	鼻骨前頭縫合最前点
S	セラ	トルコ鞍中心点
Po	ポリオン	外耳道上縁
Or	オルビターレ	眼窩最下点
Ba	バジオン	大後頭孔前下縁点
Ptm	翼上顎裂	翼口蓋窩最下点
ANS	前鼻棘	前鼻棘最先端点
PNS	後鼻棘	後鼻棘最先端点

略称	名称	定義・位置
A	A点	上顎唇側歯槽骨縁上最深点
B	B点	下顎唇側歯槽骨縁上最深点
Pog	ポゴニオン	下顎オトガイ隆起最突出点
Gn	グナチオン	顔面平面と下顎下縁平面とのなす角の2等分線がオトガイ隆起と交わる点
Me	メントン	オトガイ最下点
Go	ゴニオン	下顎後縁平面と下顎下縁平面とのなす角の二等分線が下顎骨縁と交わる点

2　病変の画像所見

1　歯および歯周組織の疾患

1）う蝕

- う蝕は歯の脱灰程度および歯冠の崩壊状態により、C_1〜C_4に分かれる。
- エックス線検査により、う蝕の進行度を判定する。
    - C_1：エナメル質に限局したエックス線透過像を呈する。
    - C_2：象牙質に到達するエックス線透過像を呈する。（**図1a**）
    - C_3：歯髄腔に到達するエックス線透過像を呈する。（**図1b**）
    - C_4：残根状態を呈する。（**図1c**）

う蝕

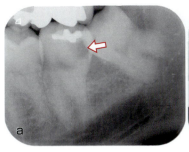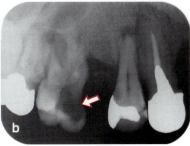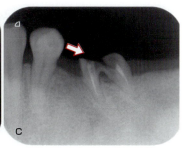

図1　う蝕
a：C₂：6⏌遠心部に象牙質に至るう蝕によるエックス線透過像が認められる（矢印部）。歯髄腔の狭窄もみられる
b：C₃：6⏌近心部に、歯髄腔に交通するう蝕によるエックス線透過像が認められる（矢印部）
c：C₄：6⏌近心部は歯冠部が崩壊し、残根状態を呈している（矢印部）

2）歯周炎の特徴像

- 歯槽骨頂の吸収を主症状とする。
- 歯槽骨高径（吸収の程度：根長1/2、根長1/4など）の減少がみられる
- 歯槽骨の吸収型（水平性（**図2**）、垂直性（**図3**）、根分岐部病変（**図4**）等）および歯根膜腔の拡大、セメント質の増殖、歯槽骨の骨梁異常、歯石の沈着等がみられるのが特徴所見である。

歯周炎
水平性骨吸収
垂直性骨吸収
根分岐部病変

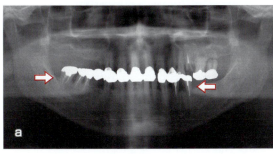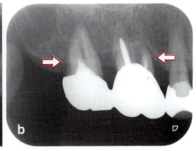

図2　歯周炎（水平性骨吸収）
a：パノラマエックス線検査：全顎的に歯根長1/2程度の水平性骨吸収像が認められる（矢印部）
b：口内法エックス線写真：上顎大臼歯部に根長1/2程度の歯槽骨吸収像が認められる（矢印部）

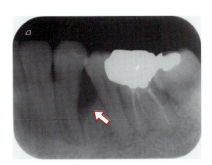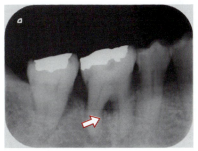

図3　歯周炎（垂直性骨吸収）
⏌4遠心部に、根尖に達する歯槽骨の垂直性吸収がみられる（矢印部）

図4　歯周炎（根分岐部病変）
6⏌に根分岐部病変によるエックス線透過像がみられる（矢印部）

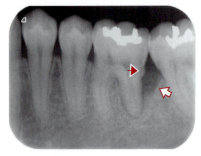

図5　歯周炎
6⏌遠心歯頸部に歯石の付着がみられる（矢頭▲部）。同遠心部に、垂直性骨吸収がみられる（矢印部）

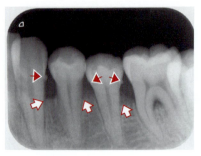

図6　歯周炎
⏌3 遠心歯頸部および⏌5 近遠心歯頸部に歯石の付着がみられる（矢頭▲部）。下顎犬歯から下顎臼歯部に根長1/3程度の水平性骨吸収がみられる（矢印部）

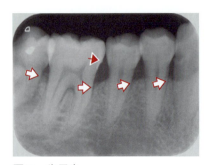

図7　歯周炎
6⏌歯冠部に歯石の付着がみられる（矢頭▲部）。下顎犬歯から臼歯部に根長1/3程度の水平性骨吸収がみられる（矢印部）

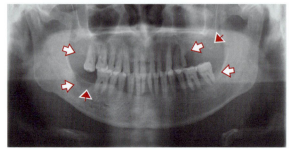

図8　歯周炎
全顎的に歯根長1/3から1/2程度の水平性の歯槽骨吸収像が認められる（矢印部）。上顎左側大臼歯部および⏌7は欠損している（矢頭▲部）

3）根尖性歯周炎の特徴像

・急性根尖性歯周炎：急性期はエックス線所見に乏しく、正常像と変わらないときがある。
・慢性根尖性歯周炎：①根尖部の歯根膜腔の拡大、②歯槽硬線の消失、③歯根膜腔と連続する根尖周囲の、び慢性または限局性の骨吸収がみられる（図9）。

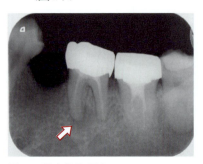

図9　根尖性歯周炎
6⏌近心根尖部に歯根膜腔と連続する根尖性歯周炎による境界不明瞭なエックス線透過像がみられる（矢印部）

4）過剰歯（図10）

- 正常の歯数より歯数が多いこと。
- 出現頻度は上顎切歯部＞上顎大臼歯部＞上顎小臼歯部＞下顎前歯部の順にみられる。

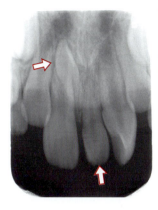

図10　過剰歯
上顎正中部に過剰歯が2歯みられる（矢印部）。右側の過剰歯は逆生に埋伏し、左の過剰歯は萌出している。⎿1 は過剰歯により捻転している

5）先天欠如（歯数不足）

- 頻度：永久歯＞乳歯
- 好発部位：乳歯→上顎前歯部
　　　　　：永久歯→上顎側切歯、下顎第二小臼歯（図11）、下顎中切歯
- 全身的疾患は外胚葉形成不全症やダウン症候群等がある。
- 歯の数により、完全無歯症や部分的無歯症にも分類される。

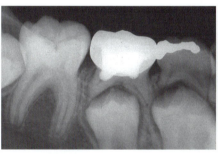 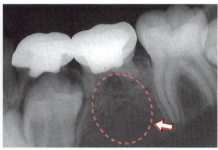

図11　歯数不足
⎿5 の先天欠如がみられる（破線部）

6）埋伏歯（図12）

顎骨内に存在する歯を完全埋伏という。

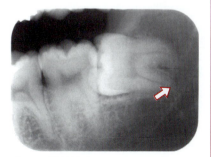

図12　埋伏智歯
⎿8 の埋伏を認め、近心根尖部と下顎管が接している（矢印部）

7）外傷による歯の脱臼、破折（図13）

- 歯の破折、脱臼、逸脱等。
- 歯根膜腔は消失や拡大が生じる。

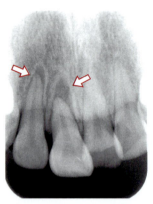

図13　外傷による歯の破折や脱臼
 の不完全脱臼がみられる（矢印部）

（金田 隆、德永悟士、原 慶宜）

2　顎・顔面領域の疾患（炎症、嚢胞、腫瘍、その他疾患）

1）骨折

- 特徴的な像：顔面骨折は複数の顔面骨に生じることが多いため、多方向から画像検査を行い、骨折、骨片の偏位を調べることが必要である。また、歯冠や歯根破折、歯の陥入・脱臼、歯槽骨骨折など、細かい骨折線や破折線にも注意が必要である。
- 有用な画像検査：パノラマエックス線画像、CT、頭部後前方向撮影法、ウォーターズ撮影法、口内法エックス線画像。

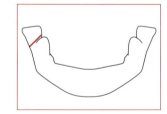

図14　症例イメージ

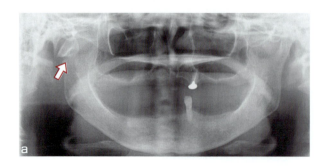

2　病変の画像所見

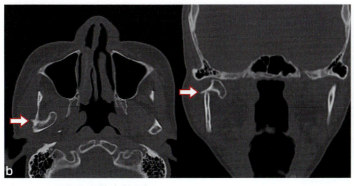
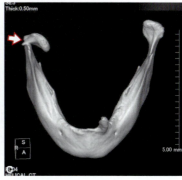

図15　下顎骨右関節突起骨折
a：パノラマエックス線画像　b：単純CT（骨表示）　c：3D-CT再構成像
女性60歳代。転倒して右顔面を強打した。パノラマエックス線画像で右関節突起基部に骨折線を認める（a矢印部）。単純CTおよび3D-CT像で小骨片である右下顎頭は内側へ偏位している（b、c矢印部）

2）歯根嚢胞

- 特徴的な像：歯根嚢胞は根尖部の肉芽組織部に、マラッセの上皮遺残の炎症性増殖が生じることで発生する。エックス線画像は原因歯の根尖を含む境界明瞭な類円形のエックス線透過像を示す。典型像では嚢胞周囲を取り囲む骨硬化縁と原因歯の歯槽硬線との連続が認められる。
- 有用な画像検査：口内法エックス線画像、パノラマエックス線画像、CT、MRI。

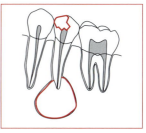

図16　症例イメージ

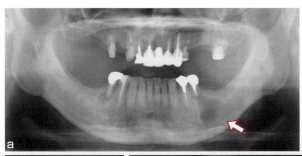
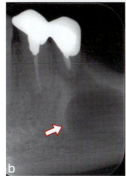
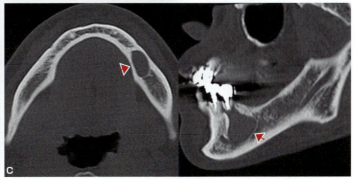

図17　歯根嚢胞　a：パノラマエックス線画像　b：口内法エックス線画像　c：単純CT（骨表示）
男性40歳代。「5に歯内療法が施行され、パノラマエックス線画像、口内法エックス線画像では、同部の根尖を含む境界明瞭で類円形の透過像を認める。エックス線透過像は歯根膜腔と連続し、透過像周囲には歯槽硬線と連続する骨硬化縁がみられる（a、b矢印部）。単純CTでは、「5歯根膜腔から連続する低吸収値域がみられる（c矢頭▲部）

3）エナメル上皮腫

- 特徴的な像：エックス線画像では以下の特徴がみられる。①境界明瞭な透過像、②単房性あるいは多房性透過像、③歯根吸収（典型例ではナイフカット状）を生じるものが多い、④顎骨膨隆が著明。腫瘍の実質評価には造影CT、MRI検査が必要となる。
- 有用な画像検査：パノラマエックス線画像、CT、MRI。

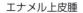
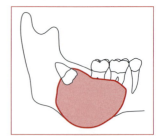

図18 症例イメージ

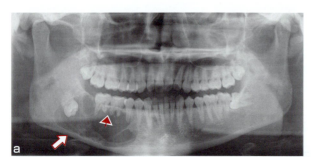
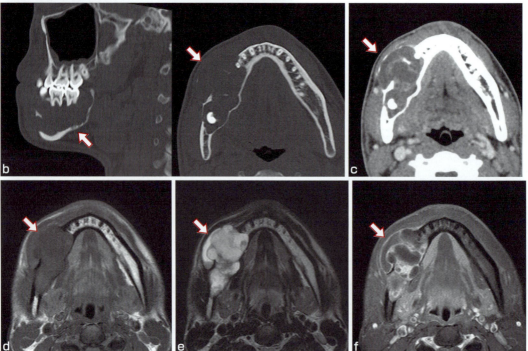

図19 エナメル上皮腫
a：パノラマエックス線画像　b：単純CT（骨表示）　c：造影CT（軟組織表示）
d：MRI（T1強調像）　e：MRI（T2強調像）　f：MRI（造影T1強調像）

男性20歳代。パノラマエックス線画像では、5̄から右下顎枝部に多房性で境界明瞭なエックス線透過像を認める（a矢印部）。病変と接する7̄6̄5̄根尖にナイフカット状の歯根吸収がみられる（a矢頭▲部）。単純CTでは、5̄から右下顎枝部にかけて著明な骨膨隆と皮質骨の菲薄化を伴う低吸収値域（b矢印部）、造影CTでは内部に結節状の造影効果（c矢印部）を認める。MRIでは、病変はT1強調像で低信号（d矢印部）、T2強調像で高信号と低信号域（e矢印部）、造影T1強調像で内部および周囲に結節状の造影効果（f矢印部）がみられる

4）口腔癌（舌癌、歯肉癌、頬粘膜癌）

- 特徴的な像：口腔癌では顎骨浸潤の有無と軟組織浸潤範囲の正確な評価が必要となる。腫瘍浸潤の評価には造影CT、MRI検査が必要となる。
- 有用な画像検査：パノラマエックス線画像、CT、MRI、超音波検査。

口腔癌

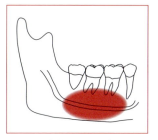

図20　症例イメージ

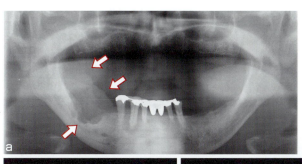

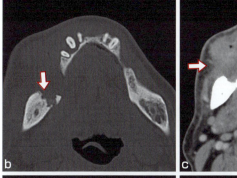
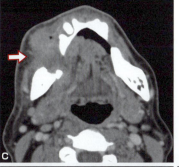

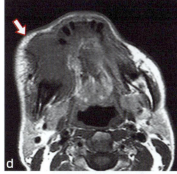
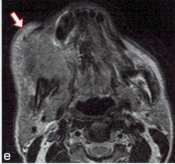
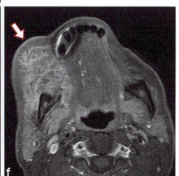

図21　右下顎歯肉癌
a：パノラマエックス線画像　b：単純CT（骨表示）　c：造影CT（軟組織表示）　d：MRI（T1強調像）
e：MRI（T2強調像）　f：MRI（造影T1強調像）
男性60歳代。パノラマエックス線画像では、右下顎臼歯部の歯槽骨に境界不明瞭で不整な骨吸収像と同部に肥厚した軟部陰影を認める（a矢印部）。単純CTで歯槽頂部から右下顎管上部に及んで虫食い状の骨破壊像がみられる（b矢印部）。造影CTで骨破壊像の軟組織に増強効果を認める（c矢印部）。MRIでは病変はT1強調像で低信号（d矢印部）、T2強調像で軽度高信号（e矢印部）、造影T1強調像で内部に造影効果がみられる（f矢印部）

（箕輪和行、志摩朋香）

文献（巻末掲載）　8）　10）

3 口腔インプラントでよく用いられる画像検査法

❶ インプラントの画像診断の目的

①顎骨の骨幅、**歯槽骨**の高さおよび骨質の検査
②**インプラント治療**の障害となる疾患の**スクリーニング**
③患者への**インフォームドコンセント**

- 上記の目的にかなう画像検査法を的確に選択し、できるだけ少ない被曝で画像検査を行うことが重要である。
- 口腔インプラントでよく用いられる画像検査法は口内法エックス線撮影、パノラマエックス線撮影およびCTである。
- インプラントはチタンでできており、エックス線写真上でエックス線不透過像として写る（図1、2）。インプラント埋入後の歯槽頂部の評価はインジケータを用いた平行法が推奨される。

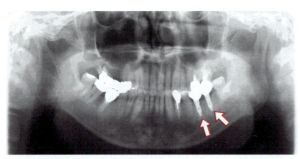

図1　パノラマエックス線写真
下顎左側臼歯部にインプラントを認める（矢印部）

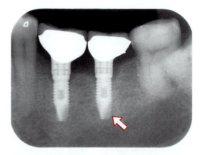

図2　口内法エックス線写真
下顎左側大臼歯部にインプラントによるエックス線不透過像を認める（矢印部）

- エックス線写真でインプラント周囲の歯槽骨の**骨吸収**を認めると**インプラント周囲炎**を疑う（図3）。

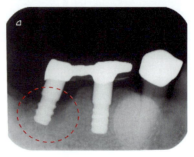

図3　口内法エックス線写真
下顎右側大臼歯部のインプラント周囲に骨吸収を認める（破線部）

❷ インプラント治療での口内法・パノラマエックス線検査の利点・欠点

　インプラント治療における、口内法エックス線検査およびパノラマエックス線検査の利点・欠点を表にまとめる（**表1**）。

表1　インプラント治療での口内法エックス線検査、パノラマエックス線検査、CT検査の利点・欠点

検査法	利点	欠点
口内法エックス線検査	・骨量の検査 ・術後のインプラント埋入状態の観察 ・アバットメント連結の確認	・頬舌的な骨量の検査が困難 ・エックス線投影角度に大きく左右される ・骨質の検査が困難
パノラマエックス線検査	インプラント埋入部位の検査 →特に解剖学的構造物との垂直的位置関係の把握が容易である ・インプラント治療の障害となる他の疾患のスクリーニング →顎骨病変、上顎洞および顎関節疾患等の検出 ・インプラント埋入後の経過観察にも有用	・頬舌的な骨量の検査が困難 ・鮮鋭度が劣る ・断層撮影である。障害陰影、断層域の問題により虚像がでる ・拡大像（1.1〜1.3倍）である
CT検査	・下顎管、上顎洞底の位置が正確にわかる ・インプラントの太さ、長さの決定に有用 ・抜歯窩、皮質骨の欠損の検出 ・骨粗鬆症、上顎洞炎、その他の疾患の検出 ・患者へのインプラントの説明に有用	・口内法エックス線検査やパノラマエックス線検査よりも被曝を多く伴う

❸ インプラントの埋入手順

1）インプラント治療の流れ

　顎骨の適正な位置に1次手術にてインプラントを埋入し、その後、顎骨内でチタンと骨が結合するオッセオインテグレーションが得られた後に、2次手術にて上部構造物を装着し、最終補綴物装着となる。

オッセオインテグレーション
Osseointegration

2）CTを用いたインプラント治療の流れ

　CTを用いたインプラント治療の流れを**図4**に示す。

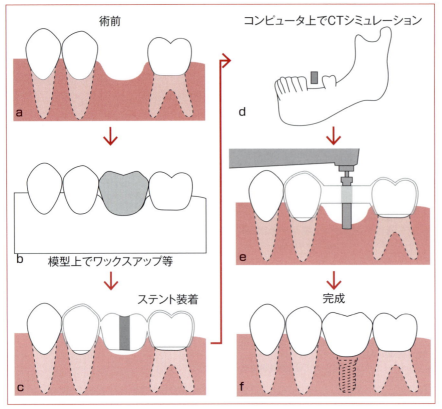

図4 口腔インプラントの治療手順（a〜fの順）
a：術前。欠損部位
b：模型上で、欠損部の最終補綴物の形態及び埋入位置決め
c：診断用ステントの装着。診断用ステントを装着したままＣＴ検査（インプラント術前検査）
d：CTデータによるインプラントシミュレーション
e：シミュレーションどおりの外科手術用のサージカルガイドを用いたインプラント埋入
f：2次手術によるインプラント補綴完了

　最終補綴物をイメージした診断用テンプレートを用いたCT検査を行い、診断用テンプレートを装着したままCT検査を行う。その後シミュレーションを用いてインプラント埋入治療計画を立案し、埋入手術時の外科用テンプレートに移行し、インプラント埋入外科処置、オッセオインテグレーションを経て、最終補綴物装着となる。

（金田 隆、川島雄介）

3　口腔インプラントでよく用いられる画像検査法

第7章 やってみよう

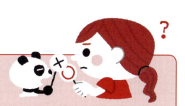

以下の問いに○×で答えてみよう

1. エナメル質はエックス線不透過像を呈する。
2. 単純エックス線写真で象牙質、セメント質の区別はつかない。
3. 歯髄腔腔、根管および歯根膜腔はエックス線透過像を呈する。
4. 歯槽硬線（歯槽白線）はエックス線不透過像を呈する。
5. 骨梁は網目状のエックス線不透過像を呈する。
6. 下顎管、オトガイ孔はエックス線透過像である。
7. C_1はエナメル質に限局したエックス線透過像を呈する。
8. C_2は象牙質に到達するエックス線透過像を呈する。
9. C_3は歯髄腔に到達するエックス線透過像を呈する。
10. C_4は残根状態を呈する。
11. 歯周炎は歯槽骨頂の吸収による歯槽骨高径の減少を主症状とする。
12. 歯周炎は歯槽骨の吸収型（水平性、垂直性吸収、分岐部病等）および歯根膜腔の拡大、セメント質の増殖、歯槽骨の骨梁異常、歯石の沈着等が見られる。
13. 急性根尖性歯周炎の急性期はエックス線所見に乏しい。
14. 慢性根尖性歯周炎のエックス線所見は根尖部の歯根膜腔の拡大、歯槽硬線の消失、歯根膜腔と連続する根尖周囲のび慢性または限局性の骨吸収が見られる。
15. セファログラムは矯正治療の治療計画や経過観察に用いられる。
16. CTデータによるシミュレーションを用いてインプラント治療計画を立案する。

1○　2○　3○　4○　5○　6○　7○　8○　9○　10○
11○　12○　13○　14○　15○　16○

第8章
放射線治療

1 放射線治療の概念と治療法
2 放射線治療の副作用と口腔管理

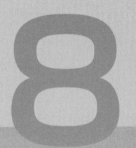

おぼえよう

❶ 癌（がん）の治療法には外科的手術、放射線治療、化学療法、免疫療法がある。
❷ 放射線治療により、細胞内のDNAを破壊して細胞死を起こす。
❸ 癌細胞と正常細胞では、癌細胞のほうが放射線に対する感受性が高い。
❹ 口腔癌の放射線治療では、口腔の機能や形態を温存できる。
❺ 外部照射とは、身体の外側から放射線を照射する治療法である。
❻ 舌癌の治療には小線源を使用した組織内照射が行われる。
❼ 早期有害事象（早期障害）として皮膚や粘膜に、皮膚炎や口内炎が発生する。
❽ 晩期有害事象（晩発障害）には口腔乾燥症、軟組織潰瘍、下顎骨壊死などがある。
❾ 放射線治療を行う前に、感染源となる可能性が高い歯は治療を行う必要がある。
❿ 放射線治療中は、刺激のある食べ物は控えるように指導する。
⓫ 放射線治療中や放射線治療後も、口腔内を清潔に保たなければならない。

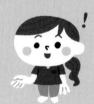

1　放射線治療の概念と治療法

日本における口腔癌の罹患数は年間 7,800 人程度と見積もられている。この罹患数は、全癌の約 1% に相当する。口腔癌には舌癌、頬粘膜癌、口底癌、上顎歯肉癌、下顎歯肉癌、硬口蓋癌が含まれる。舌癌が最も多く、その発生頻度は日本において口腔癌の約 60% を占める[11]。癌に対する治療法としては、外科的手術、放射線療法、化学療法（薬物療法）、免疫療法などが行われている。また「がんゲノム医療」も普及間近となっている。

① 放射線治療の概念

1）放射線治療の成立

放射線の**電離作用**を利用し、細胞の DNA を破壊して細胞死を起こさせることで放射線治療が成立する。これは、癌細胞のみならず正常細胞でも生じる現象である[12]。癌細胞にこの現象を生じさせると癌治療となるが、正常細胞にこの現象を生じさせると放射線による**有害事象（副作用）**となる。ただし、癌細胞のほうが正常細胞と比較して放射線感受性が高いこと、また、癌細胞に集中して放射線を照射し、正常細胞にはほとんど照射しないようにすることで、放射線治療により癌を治療し、有害事象を限りなく少なくすることが可能になる。

> 電離作用

> 有害事象
> 副作用

2）口腔癌に対する放射線治療の適応

口腔癌を含む頭頸部癌に対して、口腔咽頭形態や機能の温存の点から、放射線治療が主な治療法の 1 つに挙げられている。口腔癌の多くは扁平上皮癌で、放射線感受性は中等度であるが比較的高いことも、口腔癌に対する放射線治療が適応となる要因の 1 つである。放射線治療は患者の QOL（Quality of life：生活の質）を保ちつつ、癌を治癒することが可能な点で優れた治療法といえる。

② 放射線治療の方法

腫瘍に対して放射線を身体の外側から照射する方法（外部照射）と身体の内側から照射する方法（小線源治療）に分類される。

1）外部照射（図1）

リニアック（Linac；Linear accelerator の略、リニアアクセレータ、直線加速器）などの体外照射装置を用い、身体の外側から腫瘍に向けて照射する。主としてエックス線を用いるが、電子線を用いることもある。

> 外部照射

> リニアック

治療目的や腫瘍にもよるが、分割照射を用いることが多く、1日1回の照射で、合計20回（4週間）から35回（7週間）の一連の照射が必要となる。強度変調放射線治療（IMRT；Intensity Modulated Radiation Therapy）や強度変調回転放射線治療（VMAT；Volumetric Modulated Arc Therapy）といった照射技術の開発により、線量集中性がよくなり、制御率の向上ならびに有害事象の減少が図られている。近年、陽子線や重粒子線を用いた**粒子線治療**も普及しつつある。

粒子線治療

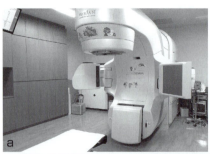
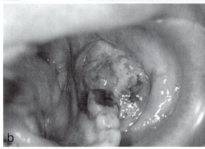
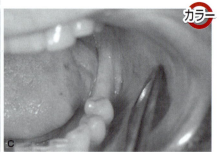

図1　外部照射
a：VMAT対応リニアック
b：下顎左側臼歯部歯肉癌、放射線治療（外部照射）前
c：同、放射線治療（外部照射）後

2）小線源治療（図2）

針状または粒状の放射性同位元素を、腫瘍領域に刺入したり（**組織内照射**）、腫瘍近傍に設置したりして（**モールド照射**）、放射性同位元素から放出される放射線により癌細胞を治療する。組織内照射では小手術を必要とする場合がほとんどであるが、治療期間はおおむね1週間程度である。

小線源治療

組織内照射
モールド照射

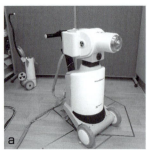
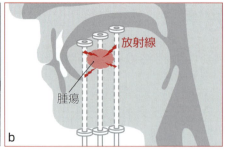

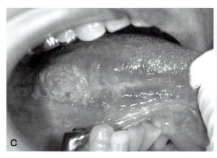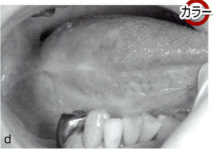

図2　小線源治療
a：高線量率小線源治療装置　b：組織内照射のイメージ
c：舌癌、放射線治療（小線源治療）前　d：同、放射線治療（小線源治療）後

3）放射線治療中の周術期等口腔機能管理

　放射線治療により癌を切らずに治療することができるが、放射線治療にはさまざまな有害事象を伴う。また、有害事象のなかには、口腔ケアをすることでその程度を低下することが可能なものもある。2012年の診療報酬改定により、**周術期等口腔機能管理**が保険診療において算定可能となり、放射線治療を実施する患者の口腔機能を管理評価する「周術期等口腔機能管理料（Ⅲ）」も含まれていることから、放射線治療の有害事象と周術期等口腔機能管理において歯科衛生士が果たす役割は一層増加している。

> 周術期等口腔機能管理

2　放射線治療の副作用と口腔管理

1　口腔癌、頭頸部癌への治療の副作用

　放射線治療では、総線量、照射方法、時期によって生じる有害事象は異なる。放射線治療の照射中ならびに照射直後までに起こる有害事象を早期有害事象、放射線治療後おおむね6か月が経過した後に起こる有害事象を晩期有害事象という（表1）。

> **有害事象**
> 放射線治療の副作用を有害事象、また障害などと呼ぶこともある。

表1　口腔癌に対する放射線治療の有害事象

早期有害事象（早期障害）	晩期有害事象（晩発障害）
皮膚炎、口内炎 照射野内の一時的な脱毛 嚥下困難・嚥下痛 嗄声 唾液分泌障害 味覚・嗅覚の変化 体重減少 白血球減少	口腔乾燥症 う蝕、歯周病の誘発 味覚・嗅覚の変化 照射野内の皮膚の肥厚や色素沈着 軟組織潰瘍 白内障 骨髄炎、顎骨壊死 放射線誘発癌 脊髄障害や脳障害

1）早期有害事象（早期障害）

照射野内に含まれる皮膚や粘膜に生じる皮膚炎や粘膜炎（**口内炎**）、その粘膜炎に伴う疼痛や嚥下時痛、**味覚障害**が生じる。また耳下腺や顎下腺といった大唾液腺ならびに口腔の小唾液腺が照射野に含まれる場合は**唾液分泌障害**が生じる。患者の訴えとしては「痛い」「味がない」「唾がでない」もしくは「口がネバネバする」となる。

早期有害事象
早期障害
口内炎
味覚障害
唾液分泌障害

2）晩期有害事象（晩発障害）

早期有害事象として生じた唾液分泌障害は継続し、**口腔乾燥症**が生じる。口腔癌や中咽頭癌では耳下腺や顎下腺の照射を避けることは難しく、ある一定の線量が照射されると口腔乾燥症は不可逆的な障害となる。口腔乾燥に伴い、唾液による自浄作用がなくなるため、多発性う蝕や歯周病のリスクが高まる。

そのほかに患者のQOLを低下させるものとしては**軟組織潰瘍、下顎骨壊死**が挙げられる（**図3**）。放射線による正常組織への障害に、何らかの外的因子（抜歯、外科的治療、義歯性潰瘍など）が加わることでこれらの発症率は上昇する。下顎骨壊死は歯周疾患が原因になることもある。

晩期有害事象
晩発障害
口腔乾燥症

軟組織潰瘍
下顎骨壊死

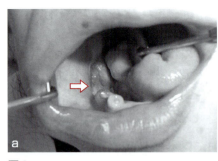 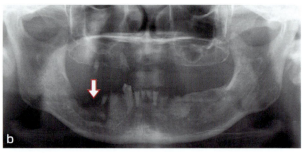

図3
a：右側中咽頭癌（舌根）化学放射線療法後。右側臼歯部骨露出（矢印部） b：パノラマエックス線画像。下顎右側第一小臼歯遠心部から臼後結節部にかけて腐骨像を認める（矢印部）

② 口腔癌、頭頸部癌放射線治療患者の口腔管理

口腔癌への放射線療法ならびに化学放射線療法において、口腔内の衛生状態をよくすることにより全身的および局所的感染症の発症を予防し、放射線療法を中断することなく継続できる可能性が高まることが報告されている[11]。放射線治療に限らず、口腔癌に対する治療を円滑に進めるために、歯科衛生士を含めた多職種による**包括的チーム医療**が大きな役割を果たす。歯科衛生士の実施する内容を治療の流れに即して示す（**図4**）。

包括的チーム医療

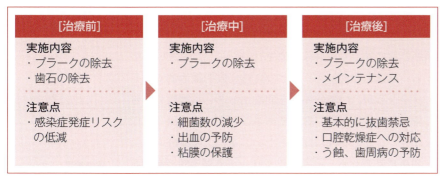

図4　放射線治療に沿った歯科衛生士の口腔管理

1）放射線治療前

（1）抜去の必要がある場合

　照射野に含まれる歯のうち、将来的に感染源となりえる可能性が高い歯（智歯周囲炎を起こしている第三大臼歯や保存不可能な歯）は、可能な限り照射開始2週間前までに抜去しておく必要がある。照射後は局所免疫機能の低下により、**抜歯後治癒不全**から**骨髄炎**を発症するリスクが高まるためである。

（2）感染症への対応

　また、口腔内には多数の口腔常在菌が存在し、二次感染や誤嚥性肺炎の発症リスクを伴うため、放射線治療開始前に口腔衛生指導、プラーク除去、歯石除去を可及的に行うことで口腔内細菌数を減少させ、**感染症のリスク**を低下させる。

2）放射線治療中

（1）プラーク除去の必要性

　口腔領域が照射野に含まれる場合、照射開始後2週間程度（20Gy照射時付近）で口内炎が発症し、4～5週間目（40～50Gy照射時付近）には嚥下時痛から嚥下困難を生じる症例がある。口内炎に細菌感染が生じ潰瘍形成を促進することがないように、放射線治療中にはプラークの除去に務めなければならない。

　口内炎に機械的刺激が加わると、疼痛が助長されたり出血することもあるので、粘膜炎部位に直接歯科用器具やバキュームが触れないように注意しながら口腔ケアを行わなければならない。粘膜炎部位や乾燥している部位に、歯科用器具の負荷が加わる場合は保湿剤などを使用し、粘膜の保護、**出血**の予防に努める。疼痛による開口制限が生じている場合にはバイトブロックの使用などを検討する。粘膜炎のグレードを低下させるには口腔ケアと含嗽剤による口腔内洗口を組み合わせて行うことが大切である。

（2）嚥下困難な患者への対応

　また、嚥下困難が生じている患者の診療姿勢は水平位ではなく、半坐位もしくは坐位姿勢を原則とする。口腔ケアならびに歯科診療時は水を使用した処置が多く含まれるため、誤嚥には十分注意を払う必要がある。

3）放射線治療後

　口腔癌ならびに中咽頭癌患者に対して放射線治療を行った場合、口腔乾燥症がかなりの確率で発症する。IMRT や VMAT などの高精度放射線治療で、そのグレードを下げることはできるが、口腔乾燥症を回避することは困難である。その際は、う蝕ならびに歯周病リスクが高い患者であることを十分認識し、口腔メインテナンスプロトコールを立てなければならない。また、照射野内に含まれていた歯は基本的に**抜歯禁忌**のため、より注意を払って**う蝕予防**や**歯周病予防**に努めなければならない。

　粘膜炎消失後は、口腔外科的観血処置を除けば多くの歯科診療は可能である。観血的歯周処置を除いて口腔ケアも可能となる。

抜歯禁忌
う蝕予防
歯周病予防

4）放射線治療患者へのブラッシング指導

　放射線治療中、治療後において、歯ブラシは柔らかめのものを選択し、粘膜損傷がないようにブラッシング指導をする。口腔乾燥症が顕著な場合は保湿剤の使用を勧める。歯磨剤に関しては、放射線治療中は粘膜への刺激となるため使用を控え、放射線治療後は疼痛や違和感がなければ使用に問題はない。含嗽剤による洗口は必ず行う。開口障害を生じている場合はヘッドの小さなブラシやワンタフトブラシを勧める。

ブラッシング指導

5）放射線治療患者への食生活指導

　放射線治療中は刺激のある食べ物（柑橘系果物、香辛料など）は控えるよう指導する。嚥下時痛を伴う際は、食事を柔らかめのものに変更し、水分とともに摂取するよう指導する。食事量が低下した場合は補助的栄養摂取も検討する。

　放射線治療後も刺激のある食物に敏感になることがある。時間とともに解消されていくが、個人差もあるので気長に待つよう指導する。口腔乾燥症を生じている場合は、食べやすい食事形態での摂取、水分補給なども指導し、誤嚥性肺炎の予防に努める。

食生活指導

（柿本直也）

文献（巻末掲載）　　11）　12）

2　放射線治療の副作用と口腔管理

第8章 やってみよう

以下の問いに○×で答えてみよう

1. 外部照射に使用される治療装置にリニアックがある。
2. リニアックの治療にはエックス線あるいは電子線が使用される。
3. 小線源治療による治療期間は約1か月である。
4. 放射線治療による副作用には口腔乾燥症、骨髄炎などがある。
5. 早期障害のひとつに味覚障害がある。
6. 外部照射の分割照射では、1日1回の照射を5〜10回行う。
7. 小線源治療の組織内照射では、放射性同位元素を癌の領域に設置する。
8. 口腔癌の放射線治療の副作用として、悪心や下痢がある。
9. 照射する部位にある感染源となりうる歯は、放射線治療前に抜去してはならない。

1○　2○　3×　4○　5○　6×　7○　8×　9×

95

第9章
歯科診療補助

1　口内法エックス線撮影の診療補助
2　パノラマエックス線撮影の診療補助
3　写真処理と画像保管
4　品質保証
5　エックス線撮影診療補助における歯科衛生過程の活用

おぼえよう

❶ エックス線撮影を行う前、患者へ撮影の必要性を十分に説明しなければならない。

❷ 口内法エックス線検査では、適切な照射時間などの設定を行う。

❸ 口内法撮影時の頭部の体位は、上下顎撮影のどちらも、咬合平面が床と平行になるようにする。

❹ 口腔内に存在し、外すことが可能な金属（義歯など）は撮影前に外す。

❺ 歯列に垂直にエックス線を照射する方法を正放線投影法と呼ぶ。

❻ 歯の実長を得る方法を二等分法と呼ぶ。

❼ 二等分法でエックス線の入射方向の垂直的角度が大きくなると、実際の歯よりも縮小して撮影される。

❽ 小児の口内法エックス線撮影では、甲状腺カラー付の防護衣が必要である。

❾ 口内法エックス線撮影時、画像検出器を口腔内に挿入するため感染対策は必須である。

❿ パノラマエックス線検査では、適切な管電圧と管電流の設定を行う。

⓫ 口腔外にあっても、パノラマエックス線検査の場合は、ネックレスやイヤリングなども外す。

⓬ パノラマエックス線撮影時の頭部固定は正中・上顎の犬歯部・フランクフルト平面が基準となる。

⓭ エックス線フィルム撮影の場合、撮影後の現像処理が必要となり、一般的に自動現像機が使用される。

⓮ 自動現像機を使用する場合、撮影後のフィルムは暗箱の中で包装を破りフィルムのみを機械に挿入する。

⓯ 現像の手順は、現像、定着、水洗、乾燥の4つのステップである。

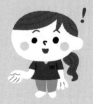

1 口内法エックス線撮影の診療補助

口内法エックス線撮影の**診療補助**の手順を以下に示す。

1. **画像検出器（フィルム、CCD、IP）の準備**
2. 歯科用エックス線撮影装置の準備、撮影条件の設定
3. インフォームドコンセントと患者誘導
4. 患者の防護
5. 患者の位置づけと頭部の固定
6. 画像検出器と指示用コーンの位置づけ
7. エックス線照射
8. 撮影後の患者誘導
9. 画像処理
10. 撮影した画像の観察
11. 画像の保管

診療補助

画像検出器
フィルム
CCD
IP

1 撮影機器の準備

歯科用エックス線撮影装置と防護衣を準備する。
　撮影の方法にあわせて、フィルムを用いる場合は**自動現像機**あるいは**インスタント現像薬**の準備を行う（**図1**）。デジタルシステムの場合は、IP読み取り装置、PC、デジタルエックス線画像検出器（CCD、IP）を準備する（**図2**）。
　また、撮影に必要な**補助器具（フィルムホルダー）**を準備する（**図3**）。

自動現像機
インスタント現像薬
補助器具（フィルムホルダー）

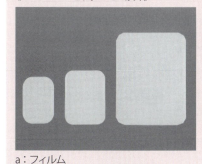
a：フィルム

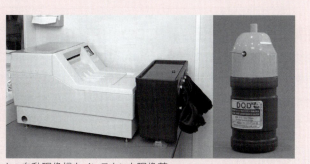
b：自動現像機とインスタント現像薬

図1　フィルムを用いる撮影準備、用具

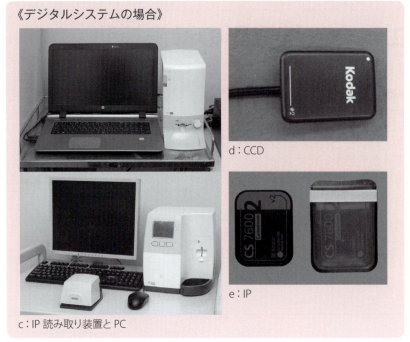

図2 デジタルシステムの撮影準備、用具

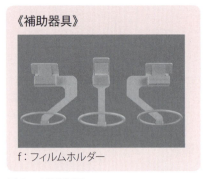

図3 補助器具

1）画像検出器（フィルム、CCD、IP）の準備

　口内法の場合、画像検出器（フィルム、CCD、IP）を直接口腔内に挿入するため、常に清潔に取扱う。画像検出器は清潔な手もしくはグローブで取り出し、清潔な場所に準備しておく。CCDやIPは繰り返し使用するので、**感染防止のためカバーを装着する**。

感染防止

2）歯科用エックス線装置の準備

　患者をエックス線撮影室に誘導する前に、エックス線装置の電源を入れる。撮影の対象者や部位に合わせて、撮影条件（管電圧、管電流、照射時間）の設定を行う（**図4**）。

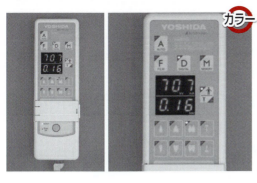

図4　撮影条件設定パネル
右：拡大

② 撮影の手順

1）インフォームドコンセントと患者誘導

　歯科医師が、エックス線撮影の必要性と部位、および撮影による被曝に心配のないことを説明し、撮影の同意を得る。その後、エックス線撮影室に誘導する（**図5**）。患者が義歯や矯正装置を使用している場合は、撮影の妨げとなるため外してもらう。

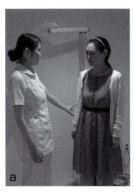
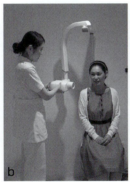
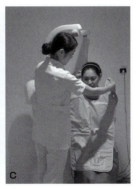

図5　インフォームドコンセントと患者誘導
a：エックス線撮影室への誘導　b：撮影方法の説明　c：防護衣の装着

2）患者の防護

　患者の防護には、鉛製の**防護衣**（**防護エプロン**）を使用する。ただし、歯科放射線学会防護委員会から必ずしも防護衣の着用は必要ないとの指針が出されていることから、患者への説明を行い、非着用での撮影も可能である。

防護エプロン
防護衣

3）患者の位置づけと画像検出器の保持

　患者の体勢を安定させるため、椅子に深く座るよう指示する。ヘッドレストがある場合は、頭部をしっかりつけるよう指示する（**図6**）。撮影部位にヘッドを近づけ、エックス線入射方向を決定する。**指示用コーン**の先端は皮膚面に接するように固定する（**図7**）。

指示用コーン

第9章　歯科診療補助

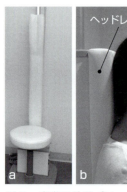
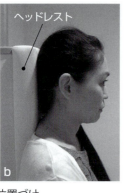

図6　患者の位置づけ
a：エックス線撮影用の椅子
b：撮影時の頭部の位置

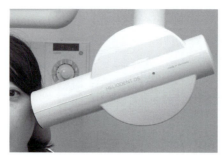

図7　指示用コーンの位置

（1）頭部の固定

　口内法エックス線撮影は等長法（エックス線画像の歯の長さが実際の歯の長さと等しくなる撮影法）が原則である。したがって、中心エックス線の撮影角度が重要となる。特に頭部の固定は正確な画像を得るための必要条件である。

　患者の顔を正面から見て、正中矢状面を床に対して垂直にし、上下顎とも撮影する顎の咬合平面が床と平行になるよう頭部を固定する（図8）。

（2）画像検出器の位置づけ

　画像検出器（フィルム、CCD、IP）を口腔内に挿入する。歯に対する位置づけは原則として切歯、犬歯、小臼歯は縦置き、大臼歯は横置きにする（図9）。

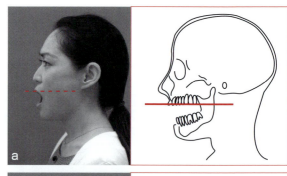
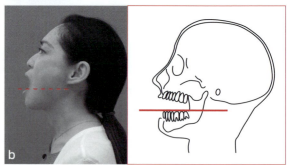

図8　撮影時の頭部固定　a：上顎撮影時　b：下顎撮影時

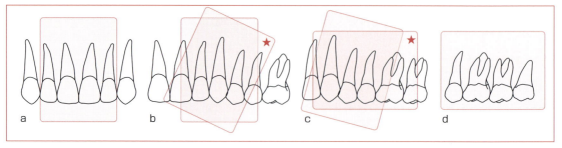

図9　歯に対するフィルムの向き　a：切歯　b：犬歯　c：小臼歯　d：大臼歯　（★印の位置づけでも可）

フィルムの場合、フィルムマークを歯冠側に位置させると、根尖や骨と重ならないため読影の妨げにならない。（**図10**）

次に、撮影対象の歯を画像検出器の中心に位置づけるよう固定する。全顎を撮影する場合は 10 枚法もしくは 14 枚法で行う（**図11**）。

フィルムマーク

10 枚法
14 枚法

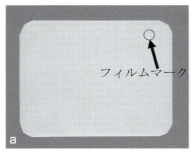
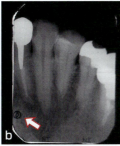

図10 フィルムマークの使用
a：フィルムマーク
b：フィルムマークが骨と重なっている（根尖側にきている）

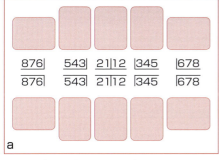
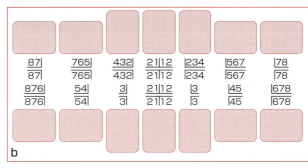

図11 全顎を撮影する場合　a：10 枚法　b：14 枚法

画像検出器の保持は、上顎前歯部は拇指または示指で、その他の部位は示指で行う。上顎撮影の場合は肘を張らないようにする。下顎の場合は肘を張るようにし、指が奥まで入るようにすると画像検出器の保持が容易である（**図12**）。

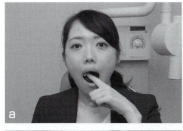
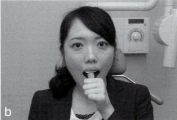
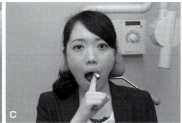
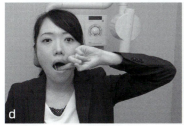
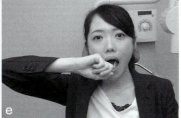

図12 フィルムの保持方法
a：上顎右側臼歯〜犬歯　b：上顎前歯　c：上顎左側犬歯〜臼歯　d：下顎右側臼歯〜前歯　e：下顎左側前歯〜臼歯

フィルムもしくは IP を使用する場合、画像検出器を固定する際に力を加えすぎると彎曲し歪んだ画像になってしまうため、保持位置はなるべく歯冠部にするとよい。画像の拡大をなるべく少なくするため、画像検出器を歯に近づけるとよい。

二等分法は難しい撮影法であり失敗することが多く、画像検出器の**撮影補助器具**（図 13）が市販されている。これを使用すると撮影時のコーンの位置づけが適正になる。失敗のない画像を得ることができるため、使用を勧める。

撮影補助器具

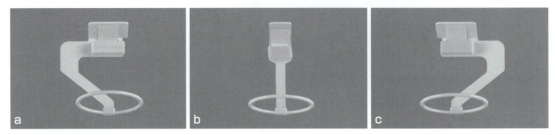

図 13　撮影補助器具　a：上顎左側・下顎右側用　b：前歯用　c：上顎右側・下顎左側用

4）エックス線照射

エックス線照射はよい画像を得るために水平的角度と垂直的角度の位置づけが重要である。

（1）水平的角度づけ（図 14）

①**正放線投影法**：歯列に対して直角にエックス線を投影する方法。隣接する歯が重なって投影されると診断が困難となる場合があり、本法では重なりを避けることができる。

正放線投影法

②**偏心投影法**：歯列に対して角度をつけて撮影する方法。例えば、下顎大臼歯近心根の場合、頰舌的に位置していることから根管充塡の際、画像の重積効果により根管が重なると診断が困難になる。この場合、偏心投影を行うと 2 根管が分離して写り、診断が可能となる（図 14）。近心から投影する場合を偏近心投影法、遠心からの投影を偏遠心投影法という。

偏心投影法

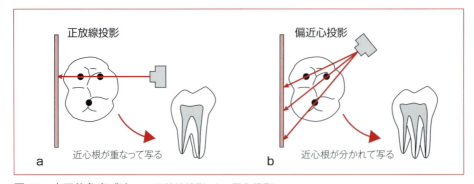

図 14　水平的角度づけ　a：正放線投影　b：偏心投影

（2）垂直的角度づけ（図15、16）

口内法には、二等分法と平行法がある（図15）。平行法は歯軸に対してフィルム（センサー）を平行に位置づけ、直角にエックス線を投影する方法で、歯の長さが等長に撮影される。

二等分法は上顎や下顎前歯部、小臼歯部で撮影される方法で、歯軸と画像検出器のなす角度の二等分線を想定し、そこに直角にエックス線を投影する方法である。この場合、入射角度が90°より大きな角度になると実際の歯の長さより長くなり、90°より小さくなると短くなる。したがって二等分法を正確に撮影する技術を修得することが重要である。

ただし、二等分法で撮影した場合、画像の歪みが生じるため診断には注意が必要である。歯軸より頬側あるいは口蓋側に位置する根は短縮したり伸びたりして実際の長さと異なって投影される。

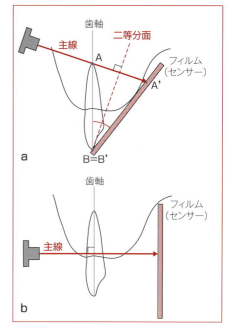

図15　垂直的角度づけ　a：二等分法　b：平行法

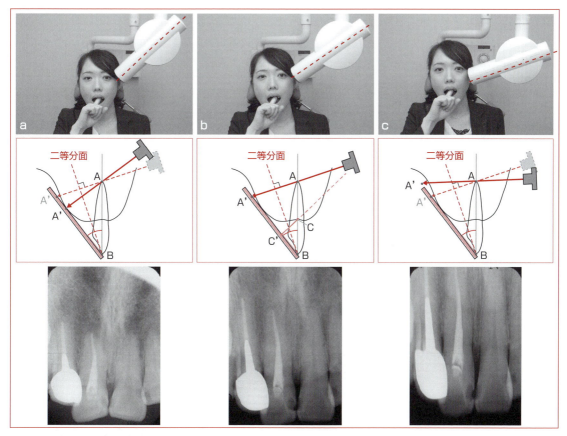

図16　二等分法の撮影角度　a：根が短縮　b：適正　c：根が伸長
正しい垂直的位置づけで撮影しても、歯冠は短く（BC´＜BC）、歯根は長く（A´C´＞AC）写る

（3）エックス線中心の顔面への射入位置

撮影部位を適切に画像検出器に投影することが重要であり、おおよその射入位置を把握しておく必要がある。射入位置を間違えると画像検出器の中心にエックス線が投影されず、真っ白になる**コーンカッティング**（エックス線が照射されない部位）ができる（**図17**）。

コーンカッティング

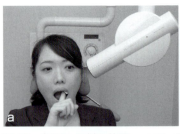
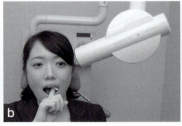
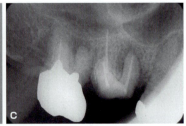

図17　顔面への射入位置　a：良い例　b：悪い例　c：コーンカッティング像

（4）エックス線の照射

1．照射スイッチを押す撮影準備が整ったら、患者に動かないよう指示をし、エックス線撮影室から出て扉を閉める。
2．歯科医師が照射スイッチを押す（法律上、歯科衛生士は患者にエックス線照射をすることはできない）。
3．照射中は、扉の窓から患者の様子を観察する。患者に異変があった場合は、すぐに照射を中断する。

（5）撮影後の患者誘導

1．エックス線撮影後はすみやかに画像検出器を口腔内から取り出す。フィルムは唾液や血液で汚染されているため、取扱いには注意する。CCDやIPの使用済みカバーは廃棄する。
2．次にヘッドを移動し患者、術者に衝突しないようにする。特に患者の顔面部にヘッドがある場合、思わぬ怪我をする恐れがあるので注意が必要である。
3．その後患者から防護衣を外して撮影室から退室させ、画像処理を行う。

（6）画像処理

1．フィルムの場合
　自動現像器もしくはインスタントキットにて現像、定着、水洗、乾燥処理を行う。感光させないように十分注意し、フィルム面は直接指で触れないようにする（**図18、19**）。
2．CCDの場合
　CCDビニールカバーを取り外し、清潔な状態で保管する。画像は直接コンピュータからモニターに描出される。

3．IP の場合

ビニールカバーを取り外し、ただちに清潔な状態で画像読み取り器に挿入して画像をモニターにて観察する。IP を自然光にさらすと画像データが消失するので、短時間のうちに処理することが重要である。

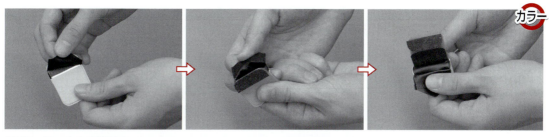

図 18　フィルムの開け方

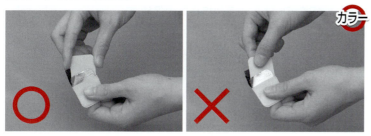

図 19　フィルムの持ち方

❸ 配慮が必要な患者のエックス線撮影

1）乳幼児・小児のエックス線撮影

(1) 特徴と対応

①成長・発育の時期であり、口腔周囲の骨は赤色骨髄で、組織の放射線感受性が高い。正当化（第4章参照）を行い、エックス線撮影が必要と判断した場合は、撮影部位以外の組織にエックス線防護を行う。

②小児は甲状腺が下顎骨に近接しているため被曝する可能性が高い。したがって**甲状腺カラーつきの防護衣**を着用して防護の最適化を行う。

③成人に比べて理解力が乏しく、恐怖心が強いため、事前説明を十分に行う。できるだけ小児が納得して撮影を行えるように、不安を取り除く対応を心がける。

④口腔内に画像検出器を挿入する際には、誤って噛んで口腔内に傷をつけないように注意する。また、口腔底や口蓋が浅い場合は、斜めに挿入するなど挿入角度を工夫する。

⑤自身での画像検出器の保持が困難な場合は、補助器具を使用するか、介助者が保持を行う。乳幼児の場合や小児で不安が強い場合は、保護者に一緒に入室してもらい、保護者が抱きかかえた状態で撮影を行う。その際は、保護者も防護衣を着用する。

第9章　歯科診療補助

⑥撮影中に頭部が動きやすいため、扉の窓から動いていないことを確認しながら照射を行う。必要に応じてエックス線撮影室の外から「動かないでね」「もうすぐ終わるよ」など声をかけて、安全かつ速やかに撮影が終わるように努める。

2）高齢者のエックス線撮影

高齢者

（1）特徴と対応

①高齢者の定義はさまざまであるが、おおむね 65 歳以上とされている。顎骨は 45 歳以上になると大部分が黄色骨髄を呈し、放射線に対する組織の感受性は低下する。

②脳血管疾患等で麻痺がある場合や、口腔機能の低下、歯の喪失等により、画像検出器の保持が不安定になることが考えられる。画像検出器の保持が困難である場合は、補助器具（フィルムホルダー）の使用や介助者による保持および頭部固定を行う。その際は、介助者に対しても防護を行う。

③認知機能の低下により指示を理解するのが難しい場合は、短い文章で 1 つずつ指示を伝える。撮影中に誤って動いたり画像検出器を噛んだりしないよう注意して、声をかけたり観察をする。

④四肢の筋力が弱っている場合は、パノラマエックス線撮影の際、立位を保持することが難しく転倒する危険性がある。杖や歩行器の使用、介助者が支えるなど体勢を工夫し、撮影中に声をかけたり観察をする。

⑤加齢に伴う唾液分泌量の低下により、口腔内が傷つきやすい可能性があるため、画像検出器を挿入する前にうがいを促すなどの工夫をする。

⑥義歯を使用している場合は、撮影に支障のない部位かを確認し、あらかじめ着脱の指示を行う。

3）障害者のエックス線撮影

障害者

（1）特徴と対応

①障害の状態により、頭部固定、画像検出器の保持が困難な場合が考えられる。この場合は、介助者による画像検出器の保持、頭部固定を行う。特に一次エックス線の方向、散乱線の方向をよく理解して介助する。

②精神発達・心理的発達と行動障害により指示を理解することが難しい場合やはじめての治療への不安がある場合は、必要に応じて絵カードを用いたり、事前に使用する機器や装置を見せて説明を行う。時間が長くならないように、撮影準備はスムーズに行う。

4）妊婦のエックス線撮影

妊婦

（1）特徴と対応

①基本的にはエックス線撮影を行わないことが望ましい。口内法撮影の場

合、口腔から胎児までの距離を考慮すると無視できる線量と考えられる（**表1**）。ただ、エックス線撮影に不安を感じている（胎児への影響など）ことも多いため、エビデンスに基づいた説明を行う。加えて、撮影時に安心できるよう声をかける。必要に応じて歯科医師に再度説明を依頼するなど、不安を取り除くような対応を心掛ける。

②事前に妊娠週数や嘔吐反射の有無、気分不良等を確認し、負担の少ない体勢での撮影に努める。

表1　胎児への確定的影響が誘発される放射線量

被曝時期	影響	確定的影響が誘発される放射線量
着床前期：受精〜8日	胚死	0.1G
器官形成期：着床〜8週	奇形、先天性異常	0.1G
胎児期：8週〜出生	精神発達の遅れ	0.1G〜0.2G

❹ 感染対策

感染対策

口内法エックス線撮影では、画像検出器を口腔内に直接挿入するため、口腔内の唾液、血液などの汚染が起こる。汚染された画像検出器、術者の手指などから撮影装置、器具、床、壁などを介して第三者に感染が引き起こされる可能性があるため、感染対策を確実に行う必要がある。

対象となる患者の感染症の有無を事前に確実に把握することは困難であるため、**スタンダードプレコーション**（標準予防策）の概念により、グローブの装着や使用した画像検出器の洗浄・消毒を徹底する。

スタンダードプレコーション

1）歯科診療で注意が必要な病原体

歯科診療で注意が必要な病原体は、HBV、HCV、HIV、麻疹ウイルス、MRSA などである。これらの感染防止のために、滅菌消毒や、カバーの装着などを施すことが大切である。また、感染症を有していることがあらかじめわかっている場合は、標準予防策に加えて、感染経路にあわせた対策を実施する。

2）エックス線撮影の感染リスク

歯科の治療内容と感染リスクに照らし、エックス線撮影は「非観血的治療」であり、「中間リスク」と考えられる。「手指の洗浄」および「消毒」が妥当であるが、状況に応じて感染リスクをアセスメントして対策を行う。

3）エックス線撮影時の感染対策

①CCD や IP を用いる場合は、清潔な手で事前にカバーを装着する（**図20**）。

②エックス線撮影装置のヘッド、アーム、指示用コーンは血液や唾液によっ

て汚染される可能性があるため、あらかじめカバーやシールドで覆う。
③エックス線撮影室に患者を誘導した後、術者はプラスチックエプロン（サージカルマスク、ゴーグル等）を装着し、手洗いをしてグローブをつける。
④口腔内に触れたグローブで、ドアノブや防護衣などを触らないように注意する。

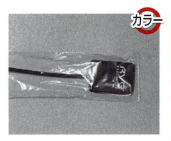

図20　カバーを装着したCCD

4）撮影終了後の器具類の滅菌・消毒処理

（1）エックス線撮影装置
- 撮影終了後にカバーやシールドを外して清拭する。
- 血液・体液等が付着した場合は0.5%次亜塩素酸ナトリウム液（5,000ppm）にて清拭する。

（2）フィルムホルダー
- 洗浄→消毒→乾燥を行う。
- 洗浄：微温湯と洗剤で洗浄する。超音波洗浄機を使用してもよい。
- 消毒・乾燥：温湯・熱湯や薬液にて消毒後、水洗して乾燥させる。

（3）画像検出器
- 撮影に使用したフィルムは、グローブを装着して取扱い、ただちに流水で唾液や血液を洗い流す。水洗後、現像処理を行う際は、使用後のフィルムが、ほかの物に触れないよう注意する。
- CCDやIPはただちにカバーを外す。

（4）床および壁
- 床や壁などは低リスクに分類され、感染源となりにくいため一般的な清掃で良いとされている。血液・体液が付着した場合は、エックス線撮影装置と同様の処理を行う。

2 パノラマエックス線撮影の診療補助

1 撮影機器の準備

　パノラマエックス線撮影は、上下顎、上顎洞、顎関節を含めて観察することが可能な撮影法である。従来はフィルム法で行っていたが、近年はデジタル化が普及しておりフィルムの準備は省くことができる。デジタル撮影法ではまずコンピュータの準備を行い、専用ソフトを立ち上げ撮影が可能な状態にする。次に、患者をエックス線撮影室に誘導する前に、エックス線装置の電源を入れ、患者の身長に合わせておおよその高さを設定しておく（図1）。

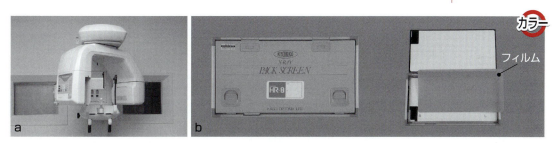

図1　使用する機器および物品　a：パノラマエックス線撮影装置　b：カセッテ

2 撮影の手順

1）フィルムの準備
　スクリーンタイプのフィルムを使用する場合は、撮影に先立ちカセッテにフィルムを装てんする。

> スクリーンタイプ

2）患者誘導
　歯科医師が、エックス線撮影の必要性、および被曝線量に心配はないことなどを説明し、撮影の同意を得る。その後、エックス線撮影室に誘導する。
　障害陰影として診断の邪魔になることがあるため、ネックレス、イヤリング、髪留め、義歯など、顔面周囲の金属物を外してもらう。

3）フィルムカセッテをカセッテホルダーにセット
　平面型、曲面型、フレキシブル型など各種ある。フレキシブルの場合、エックス線管球側を間違えないようにする。

> 平面型
> 曲面型
> フレキシブル型

109

4）撮影条件の設定

最近の装置はほとんどがオート設定になっている。患者の年齢、性別、体型（頭部の大きさ）により詳細な管電圧、管電流を設定すると、よりよい画像を得ることができる。

5）患者の位置づけ

パノラマエックス線撮影装置は、ヘッド、画像検出器の配置は固定しているため、患者頭部の位置づけを正確に行う必要がある（図2）。

座位式と立位式の2種類があるが位置づけは基本的には同じである。患者を頭部固定装置に誘導し、背筋を伸ばした状態で**チンレスト**に顎（オトガイ）を乗せる、もしくは咬合位のガイドを切歯で嚙んで頭部を安定させる。頭部の固定、位置づけは指示棒あるいはレーザービームにより、以下の3つの基準を合わせる。

①正中矢状面（**図2**c-①）

顔の位置を左右に動かし、レーザービームに顔の正中矢状面を合わせる。

②フランクフルト平面（**図2**c-②）

チンレストの高さを調節して、フランクフルト平面を水平にする。

③前歯部の断層域（**図2**c-③）

機械の位置を調節して、前歯部断層域の基準線となるレーザービームを、上顎犬歯の遠心に合わせる（※顔は動かさず、機械を動かすこと）。

チンレスト

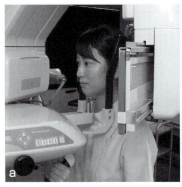 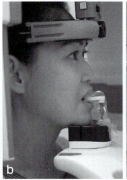 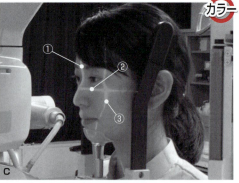

図2　患者の位置づけ
a：チンレストに顎（オトガイ）を乗せる　b：切端咬合位で咬合している様子　c：パノラマエックス線写真の基準線

6）エックス線照射前の患者への説明

患者に、「撮影に30秒程度かかるため、動かないでください」と伝える。また、機械が顔面周囲を回ることを事前に説明しておく。

7）エックス線の照射

歯科医師が照射スイッチを押す。撮影中は、扉の窓から患者が動いていないか、機械が患者に当たっていないかを常に確認しておく。小児や不安の強い患

3　写真処理と画像保管

者に対しては、撮影中も扉の外から声がけを行う。

8）撮影後の患者誘導

機械が患者にぶつからないように注意しながら、退室させる。

3　写真処理と画像保管

1　フィルムを使用する撮影

1）現像と定着

撮影したエックス線フィルムは現像処理を行うことで、観察可能な状態になる（**図1**）。

現像
定着

工程	作用	メカニズム	使用薬液
現像	画像を目に見えるようにする	エックス線フィルム面に乳剤（臭化銀）がエックス線により感光する。現像行程により、金属銀が乳剤中に析出し観察可能になる。	現像液には、ハイドロキノン、メトール、フェニドンが配合されている。
定着	現像の進行を止める	乳剤中には金属銀と未感光の臭化銀が存在する。チオ硫酸ナトリウムにより、未感光の臭化銀から水溶性の錯塩が生成される。これにより未感光の臭化銀は水に溶ける状態になる。	定着液には、チオ硫酸ナトリウムが配合されている。
水洗	画像を安定させる	水溶性の錯塩を乳剤中から取り除く。乳剤中には感光した銀粒子のみが存在する状態になる。	
乾燥	表面を安定させ、保存しやすくする	乳剤中に含まれる水分を乾燥させ、観察可能なフィルムを作成する。乾燥では、凹凸がない一様な乳剤面にすることが重要である。	

図1　エックス線フィルムの現像処理

2）自動現像機

現像過程を自動的に処理する方法である。暗箱内でフィルムを取り出し、ローラーで自動的に現像、定着、水洗、乾燥を行う装置で、安定して写真処理が行える利点がある。撮影後のフィルムは自動現像機に挿入すると処理が終了したフィルムが出てくるまでの時間が短く、人手がかからないため多量の写真処理を行う場合に便利な装置である（**図2**）。また、**暗室**など場所を取る施設が不要なため、設置も簡単である。

暗室

111

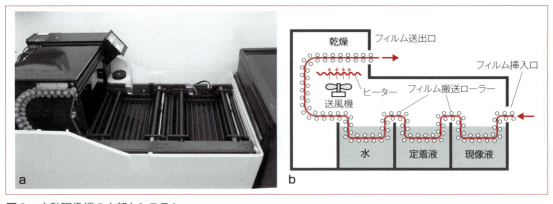

図2 自動現像機の内部とシステム
a：自動現像機の内部　b：自動現像機のシステム

3）自動現像機の管理

　自動現像機を安定して運用するためには日頃の管理が重要である。手現像で行う場合は現像、定着処理でフィルムの濃度を確認しながら行うことができるので**黒化度**の調整が可能である。しかし、自動現像機では、各現像処理が自動的に行われるため途中段階での**画像濃度**が確認できない。したがって現像液の疲労などにより現像不足になり濃度が低下することがあるため、自動現像機の定期的な管理が必須となる。

　各槽の液量は現像されるフィルムの枚数に関係なく一定量になっている必要がある。また**現像液**、**定着液**は常に新鮮な状態を保つ必要があるため、新鮮な液の補充など毎日の管理が重要である。特に現像液は空気と触れると酸化を起こし（疲労する）、現像効果が低減して診断に適した濃度を得られないことがある。また、ローラーなどの装置の定期的な洗浄を行うことが重要である。この管理を怠ると装置の劣化、故障の原因となる。

黒化度
画像濃度

現像液
定着液

4）フィルムの保管

（1）未使用フィルムの保管

　エックス線フィルムは、湿度、温度や光、エックス線の影響を受けない場所に保存することが望ましい。金属の箱に入れて、エックス線撮影室以外の直射日光の当たらない冷暗所に保管する。

　フィルムは経時的に劣化するため、使用期限を確認する。開封すると使用期限が短縮するため注意する。

（2）撮影後のフィルムの保管

　フィルムはアナログ画像でありその保管が煩雑になってくる。撮影されたフィルムは5年間保存の義務があり（歯科医師法）、必要な場合はすぐに見られるように保管しておく必要がある。

　保管の際には、患者のカルテ番号、氏名、年齢、性別、撮影年月日がわかる

状態でフィルムを整理しておかなければならない。保存条件が悪いと、画像が変色したりカビが発生するため、保管には注意する。フィルムにシールを貼るあるいは**フィルムマウント**（**図3**）、アルバムなどに保管することが望ましい。

デジタルシステムの場合はフィルムを使用しないため患者ごとの画像整理が各種メディアに記録されるためファイリング、検索がきわめて簡単に行える利点を有している。

> フィルムマウント

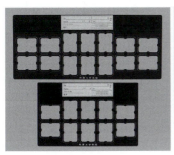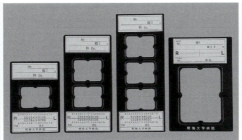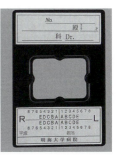

図3　フィルムマウント

5）廃液の処理

現在、現像液、定着液の**廃液**は、水質汚濁を起こすため、下水道に直接流して廃棄することは法律で規制されている。そのため、産業廃棄物として指定業者に処理を委託する。したがって、業者が引き取るまで、現像液、定着液を分類しタンクに保管しておく必要がある。ただし、水洗後の水は希釈して下水道に流してよい。

> 廃液

❷ デジタル撮影

1）デジタル画像の取り扱い

撮影時または撮影終了後に患者の **ID**（**カルテ番号**など）を入力することで、画像は**電子カルテ**内に自動的に記録される。別の患者の電子カルテ内に保存をしてしまうと、治療時の部位間違いなどが起こり得るため、IDを間違えて入力することがないよう、十分に注意する。

一般的に、病院や診療所内のサーバーに保管された画像データは、**院内LAN**によってチェアサイドのモニター等で閲覧することが可能である。モニターに表示することで、画像がほかの患者の目にもふれやすくなるため、画像を表示したまま席を離れない、など情報管理は徹底する。

> ID
> カルテ番号
> 電子カルテ

> 院内LAN

（金久弥生、三分一恵里）

文献（巻末掲載）　8）13）14）15）

2）デジタル画像の管理

デジタル画像は機器間で支障なく扱えるように DICOM（ダイコム）形式の画像ファイルとして保存される。DICOM ファイルは付加情報部分に**患者情報**（診療録番号、氏名や年齢、撮影場所、撮影条件など）が記録されており、これと画素が記録された画像データ部分から構成されている（図4）。デジタル機器が使われだした当初は機器ごとに独自のファイル形式が使われていたが、現在は多くの機器において DICOM ファイルで画像を保存している。

DICOM ファイルはデータベースと連携し、ネットワーク上での相互運用を考慮した PACS（パックス）という画像データベースシステムに保管される。PACS は電子カルテと連携し、電子カルテを中心とした病院情報システムの一翼を担っている（図5）。

> DICOM：digital imaging and communication in medicine

> **患者情報**
> 個人情報が多く含まれており、取り扱いには注意を要する。

> PACS：picture archiving and communication system

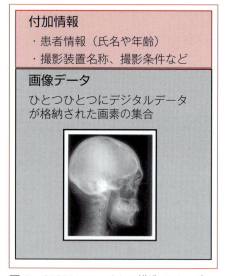

図4　DICOM ファイルの構造イメージ

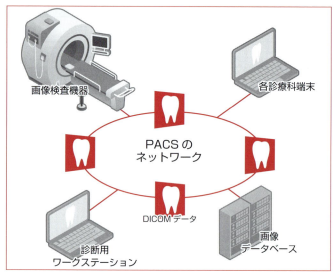

図5　PACS の概念図

（原田卓哉）

4　品質保証

エックス線撮影は歯科診療業務の一環として業務期間中行われる。得られるエックス線写真は患者の治療方針策定に関し、重要な情報となる。エックス線撮影が滞りなく行われるように、また重要な情報が読み取れるエックス線写真が常に得られるように、診療スタッフが常日頃からメインテナンスを行うことでこれらの状態を最良に保つことを**品質保証**という。

> 品質保証

フィルムを使用する撮影の品質保証

1）点検

　暗室では**安全光**の適正と**遮蔽性**を点検する。自動現像機では**フィルム搬送**が良好に行われているか、**現像液の温度**が一定に保たれているか、フィルム乾燥時にむらが生じていないかを点検する。また使用している現像液および定着液の劣化、機器の**水洗時間**が適正であるかを点検する。

点検
安全光
遮蔽性
フィルム搬送
現像液の温度
水洗時間

2）写真の評価

　さらに、良好なエックス線写真が得られているかどうか確認するためにエックス線写真を評価する。エックス線写真の評価法は、適切な濃度が得られていること、現像時の失敗がないこと、歯とその周囲組織が適切に含まれていること、適切な**投影角度**で撮影されていること、などである。

評価
投影角度

表1　フィルム撮影時の点検・評価項目

暗室	自動現像機	エックス線写真
・安全光の適正 ・暗室の遮蔽性	・フィルム搬送が良好か ・現像液温度が一定か ・フィルム乾燥時のむら ・現像液の劣化 ・定着液の劣化 ・機器の水洗時間	・適切な濃度か ・現像時の失敗がないか ・歯や歯周組織が適切に含まれているか ・適切な投影角度で撮影されているか

 ## デジタル撮影の品質保証

1）点検と評価

　デジタルエックス線検出器の点検では、測定用のファントムを用いて最初の正常な状態における値として**基礎値**を決定する。その後定期的に値を測定し、基礎値との違いを評価することで問題があるか否かを判定する。測定項目は以下である。

基礎値

- **均一性**（検出器の各部位で画素値にばらつきがあるかどうか）
- **ダイナミックレンジ**（画素値の小さいものから大きいものまで数多く表示できるかどうか）
- **空間分解能**（画素値の高い構造物をどこまで細かく表示できるか）
- **低コントラスト分解能**（画素値の低い構造物をどこまで細かく表示できるか）
- その他の点検対象として、イメージングプレート、感度評価、CCDやCMOSセンサーの点検ならびに画像表示装置の評価などがある。

均一性
ダイナミックレンジ
空間分解能
低コントラスト分解能

（原田卓哉）

第9章　歯科診療補助

5　エックス線撮影診療補助における 歯科衛生過程の活用

1　歯科衛生過程とは

　歯科衛生過程とは、対象者の情報収集をもとに課題や問題を明確化し、これらを解決するための歯科衛生計画を実践した後、評価を行うといった一連の過程を指す。また、この歯科衛生過程は、歯科衛生士が行う活動を科学的根拠に基づいて論理的に展開するためのツールであり、次の要素が相互に関連して構成される。（1）歯科衛生アセスメント、（2）歯科衛生診断、（3）歯科衛生計画立案、（4）歯科衛生介入、（5）歯科衛生評価と、これらの記録である（6）書面化、の6つの要素からなる。

歯科衛生アセスメント
歯科衛生診断
歯科衛生計画立案
歯科衛生介入
歯科衛生評価
書面化

（1）歯科衛生アセスメント：情報収集、情報処理

　情報収集、情報処理から構成される。収集した（する）情報は、主観的情報と客観的情報に整理・分類するとともに、情報の解釈・分析を行い、情報を統合・照合すること。

（2）歯科衛生診断：問題の明確化

　アセスメントにもとづいて対象者の問題を明確化し、問題の原因を具体的に明示すること。

（3）歯科衛生計画立案：優先順位の決定、目標の設定、歯科衛生介入方法の決定

　対象者の問題に対して解決する優先順位を決め、それぞれに目標を設定すること。設定した目標に応じて、具体的な歯科衛生介入内容（方法や順序など）を計画立案する。

（4）歯科衛生介入：歯科衛生計画の実施

　歯科衛生計画にもとづいた歯科衛生介入を実践すること。

（5）歯科衛生評価：プロセスと結果の評価

　実践した歯科衛生介入の過程だけでなく、設定した目標に対する結果や達成度を客観的に評価する。目標達成が叶わなかった場合には、その原因を調べ、歯科衛生計画の修正が必要となる。

（6）書面化：記録

　前述の過程すべてを記録に残すことは、歯科衛生士の業務記録になるとともに、歯科衛生活動に対するリフレクションの材料となる。また、他職種との情報共有にも有効である。

エックス線撮影における診療補助の主な目的は、安全な撮影と正確な画像を得ることにある。この安全な撮影と正確な画像を得るために必要な診療補助は、歯科衛生過程の考え方を用いることで対象者に合った診療補助の実践が可能となる。

② エックス線撮影におけるアセスメントのポイント

1）口内法エックス線撮影のためのアセスメント項目

○意思の疎通が可能か（指示を理解して従うことができるか）

○チェアや待合室から、エックス線撮影室までの移動手段

○利き手の確認（フィルム保持のため）

・フィルム・CCD・IPを指で（自力で）保持することができるか

○既往歴や現病歴現在の疾患、服薬の有無、妊娠の有無など、呼吸状態（鼻呼吸可能か）

○心身状態：麻痺の有無や程度、上肢（肩関節）可動域の程度

・エックス線撮影室内の椅子に一人で座ることができるか

・撮影中に同じ姿勢を保持することは可能か（動かずにいられるかも含む、認知機能低下に伴う指示理解困難も含む）

・座位撮影の場合、撮影中の座位保持は可能か

・防護衣の着用は可能か（重さを支えられるか、重いものを着用する必要性を理解できるかも含む）

○残存歯の状態（ガイドつきのフィルムガイド枠を使用する場合、咬合可能か〈歯はあるか、麻痺はないかなど〉）

○義歯装着の有無

○口腔内にフィルム・CCD・IPを入れることが可能か

（口腔の大きさ、口蓋や口腔底の深さ、嘔吐反射はないかなど、拒否はないか〈感覚過敏など〉、口腔粘膜内に傷や痛みはないか〈口内炎など含む〉）

2）パノラマエックス線撮影のためのアセスメント項目

○顔面周囲に金属類はないか（ピアス、ネックレスなどの着用有無）

○意思の疎通が可能か（指示を理解して従うことができるか）

○チェアや待合室から、レントゲン室までの移動手段

○既往歴や現病歴現在の疾患、服薬の有無、妊娠の有無、呼吸状態（鼻呼吸可能か）など

○心身状態：麻痺の有無や程度、上肢（肩関節）可動域の程度

・撮影中に同じ姿勢を保持することは可能か（動かずにいられるかも含む、認知機能低下に伴う指示理解困難も含む）

- 立位撮影の場合、撮影中に自力で立位保持可能か
- 防護衣の着用は可能か（重さを支えられるか、重いものを着用する必要性を理解できるかも含む）
○残存歯の状態（切端咬合可能か、歯はあるか、など）
○義歯装着の有無

❸ 事例

1）事例Ⅰ　口内法エックス線撮影（フィルム式・座位撮影）

○主訴：母親より「仕上げ磨きをしている際に、左下奥歯の間がむし歯になっているように見えた」「本人は痛がらないが、心配なので診てください」
○対象者：5歳、男児
○現病歴、既往歴：なし
○口腔内状態： DE 隣接面う蝕の疑い
- 上下顎ともに乳歯すべて萌出完了、永久歯は未萌出。
- 唾液流出多い、歯列不正なし、口腔粘膜に異常なし。
- 口腔内に小児用デンタルフィルムを挿入するスペースに問題なし。

○全身所見：母親と二人で歯科医院へ来院。歯科受診を怖がっている様子はあるが、本人が「頑張る！」と言っている。左利き、意思疎通に問題はない（指示を理解し従える）、過敏・嘔吐反射なし、鼻づまりなし（鼻呼吸可）

（1）この患者さんの診療補助を行う際の目標
- （口内法撮影のため）エックス線撮影室に独りで入ることに感じる不安を軽減し、安全で正確な口内法撮影が行えること。
- 唾液流出が多いことでフィルム固定が不安定になりがちなため、正確な画像を撮影するためにも迅速に位置づけを行うこと。

（2）診療補助を行う際の実施計画
【目標】不安軽減と正確なフィルム固定により、安全で正確な口内法撮影ができる。
【計画内容】
- 口内法撮影の手順、撮影時間、被曝防護衣の着用、撮影姿勢、口腔内でのフィルム保持等について絵カードや撮影機器などを用い、5歳児が理解し指示に従えるようわかりやすく説明を行う。
- 撮影前にリハーサルを行い、本人に撮影体位や呼吸方法（鼻呼吸）、口腔内でのフィルム保持状態などの理解を深めるとともに、安全で正確な撮影が可能かどうか確認を行う。

・位置づけに要する時間が最短になるよう迅速に行い、位置づけ完了直後に撮影を行うできるよう、歯科医師はスイッチをすぐに押せるよう準備しておく。

（3）実施内容

・エックス線撮影室や機器、防護衣、所要時間など、撮影に関して本人が安心できるまで説明を行い、不安を取り除く（絵カードや写真等を用いる視覚的なアプローチや、機器などを実際に触ってもらうことで安心感を高める）（図1）。

・椅子に深く腰掛けてもらい、ヘッドレストに頭部をつけ、撮影体位を安定させる。

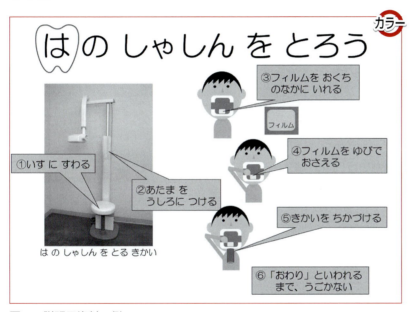

図1　説明用資料の例

・口腔内にフィルムを固定している間は鼻で呼吸をするよう説明を行い、撮影が終了するまで鼻呼吸をしていることを確認する。

・独りになる時間をできるだけ短くすることが、唾液流出量が少ない段階で撮影できることにもつながるため、位置づけ完了直後に撮影を実施できるよう歯科医師と協働する。

・フィルムホルダーのクッション部を咬んで固定してもらう際、強く咬み過ぎてしまわないよう留意する。

（4）評価

・独りでエックス線撮影室に入ることへの不安をクリアし、安全で正確な撮影が行えた。

・安全で正確にフィルム固定が行え、う蝕診断に必要な画像撮影が実施できた。

2）事例Ⅱ　パノラマエックス線撮影（デジタル式・立位撮影）

○主訴：朝起きると右頬に違和感があり、鏡を見たら顔が腫れていた。痛みは少し感じる程度で、頬が熱っぽい。朝食は食べたが食欲はあまりない

○対象者：70歳、女性

○現病歴：高血圧（60歳位から）

○既往歴：転倒による左大腿骨頸部骨折人工骨頭置換術後（66歳）、難聴、骨粗鬆症

○服薬状態：降圧剤服用中

○口腔内状態：上下顎部分床義歯装着（義歯の着脱・清掃は自立している）、右下臼歯部頬側歯肉発赤（+）・腫脹（#）

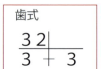

○全身所見：左大腿骨頸部骨折人工骨頭置換術後、歩行は可能だがふらつくことがあるため移動時は杖を使用している。本日はお嫁さんが付き添って来院。難聴のため補聴器（右耳）使用。少し物忘れはあるが、年齢相当程度で大きな問題はない

（1）この患者さんの診療補助を行う際の目標
・迅速に位置づけを行い、安全な画像撮影環境を整えること。
・ふらつくことなく、正確な画像撮影を行うこと。

（2）診療補助を行う際の実施計画
【目標】ふらつくことなく、安全に正確なパノラマ撮影を行うことができる。
【計画内容】
・撮影手順（撮影時・終了後の装置の動きや所要時間など）、防護衣の着用・撮影姿勢などについて説明を行う。
・ふらついて転倒するリスクが高いため、安定した姿勢を保てる体位を本人やご家族に確認しながら整えたうえで位置づけを行う。
・位置づけに要する時間が最短になるよう迅速に位置づけを行い、位置づけ直後に撮影を行う。
・撮影後の転倒防止にも留意する。

（3）実施内容
・撮影に必要な説明については、難聴へ配慮し、聞き取りやすい伝え方を本人・ご家族に教えてもらって行う。耳元でゆっくり話す、補聴器に向かって通常の声で話すなど、本人の聞き取りやすい方法を選択する。
・ふらつきそうになった際に支えにできるようなイスや自立する杖などを側に置き、立位の不安定さを補えるようにすると転倒防止になると同時に、本人も安心して撮影に臨める。
・撮影前に補聴器を外す。

・位置づけに要する時間を最短にすることは、ふらつきによる転倒防止にも有効であるため、迅速に行うと同時に、位置づけ完了直後に撮影できるよう歯科医師はスイッチを押すための準備をしておく。

・安全のため、撮影中・終了後ともに装置が動いている間は装置から離れないよう理解してもらうとともに、転倒を予測するためにも装置が動いている間は目を離さない。転倒の危険を感じられた場合にはすぐに撮影を止めて、支えに入れるよう準備しておく。

・撮影後は、杖を持ってもらった後に装置から離れてもらい、側で見守りながらチェアまで移動してもらう。必要に応じて、手を引く・支えるなどの補助を行う。

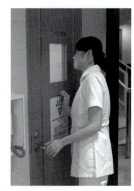

図2 撮影室の外から患者の様子を観察

（4）評価

・撮影時間中のふらつきを防ぎ、正確な画像撮影が行えた。
・迅速な位置づけが行え、右臼歯部歯肉腫脹の診断に必要な画像撮影が実施できた。

（金久弥生、三分一恵里）

文献（巻末掲載）　8）　15）

第9章 やってみよう

以下の問いに〇×で答えてみよう

1. 口内法撮影時CCDやIPには、必ずしも感染防止用カバーを装着する必要がない。
2. 口内法撮影時の体位は咬合平面を床と平行になるように頭部を固定する。
3. フィルムマークは表裏の判断に使用される。
4. 口内法撮影時の失敗をなくすため撮影補助具を使用するとよい。
5. 口内法エックス線検査では、ネックレスやイヤリングを外す必要はない。
6. 歯の撮影には二等分法と平行法がある。
7. 二等分法に比較して平行法はひずみが少ない。
8. 平行法では歯の実長が得られる。
9. フィルムを保持する場合、フィルムの中央を強く押すのがよい。
10. 小児のエックス線撮影は甲状腺カラーつきの防護衣を着用する。
11. パノラマエックス線検査では、義歯を外す必要は無い。
12. パノラマエックス線検査では、適切な照射時間の設定を行う。
13. 現像、定着、水洗、乾燥のステップは、順番は問わない。
14. デジタル画像はDICOM規格で統一されているため、外部のPCで画像を観察することができる。
15. デジタル画像を管理するネットワークをPACSという。

1 × 2 〇 3 〇 4 〇 5 × 6 〇 7 〇 8 × 9 × 10 〇
11 × 12 × 13 × 14 〇 15 〇

参考文献

1) 岡野友宏，小林馨，有地榮一郎 編：歯科放射線学（第5版）．医歯薬出版．2013.
2) 厚生労働省：医療分野における放射線の管理に関する現状．平成29年4月19日
3) 金田 隆，桜井 孝，土持 眞 編：新歯科放射線学（第2版）．医学情報社．2017.
4) 窪田宜夫 編：新版 放射線生物学．医療科学社．2015.
5) 大西武雄 監：新版 放射線医科学．医療科学社．2016.
6) 環境省：放射線による健康影響等に関する統一的な基礎資料．平成29年度版．
7) Eric J. Hall, Amato J. Giaccia :Radiobiology for the radiologist. Wolters Kluwer. 2011.
8) 岡野友宏，小林 馨，有地栄一郎 編：歯科放射線学（第6版）．医歯薬出版．2018.
9) 日本摂食嚥下リハビリテーション学会医療検討委員会：嚥下造影の検査法（詳細版）日本摂食嚥下リハビリテーション学会医療検討委員会 2014年度版；日摂食嚥下リハ会誌，18（2）．2014.
10) 日本口腔腫瘍学会ワーキンググループ 編著：科学的根拠に基づくエナメル上皮腫の診療ガイドライン　2015年度版．学術社．2016.
11) 口腔癌診療ガイドライン作成合同委員会：科学的根拠に基づく口腔癌診療ガイドライン．金原出版．2013.
12) 増永 慎：2 放射線生物学 B. がん細胞と正常組織の放射線応答；日本放射線腫瘍学会/日本放射線腫瘍学研究機構 編：臨床放射線腫瘍学　最新知見に基づいた放射線治療の実践．南江堂．2012.
13) ICHG研究会ほか 編：新・歯科医療における感染予防対策と滅菌・消毒・洗浄．医歯薬出版．2015.
14) 日本歯科医学会 監：エビデンスに基づく一般歯科診療における 院内感染対策実践マニュアル 改訂版．永末書店．2015.
15) 特定非営利活動法人 日本歯科放射線学会ホームページ〈https://www.jsomfr.org/〉
16) 眞木吉信ほか 編：歯科衛生学辞典．永末書店．2019.

索引

数字

10 枚法　101

14 枚法　72，101

欧文

ALARA の原則　24

B-mode　64

CBCT　60

CCD　34，97

CMOS　34

CT　58

CT 値　58

DICOM　114

DNA　15

DSA　69

GM サーベイメータ　28

ID　113

IP　97

kV（キロボルト）　9

M-mode　64

MRI　62

PACS　114

T1 強調像　63

T2 強調像　63

VF　69

あ

アーム　40

厚さ　31

アナログ画像　34

アルファ線　11

暗室　111

安全光　115

安定同位元素　12

い

遺伝的影響　18

イメージングプレート（IP）　34

イヤーロッド　54

医療被曝　23

医療法施行規則　5

インスタント現像薬　97

陰性造影剤　68

院内 LAN　113

インフォームドコンセント　84

インプラント周囲炎　84

インプラント治療　84

う

ウォーターズ撮影法　56

う蝕　76

う蝕予防　94

ウラン化合物　2

え

エコー　64

エックス線　1

エックス線診療室　5

エックス線装置の届出　5

エックス線不透過像　74

エナメル質　74

エナメル上皮腫　82

嚥下造影　69

お

オッセオインテグレーション　85

か

解像度　36

外部照射　89

下顎骨壊死　92

顎関節疾患　62

拡大率　54

確定的影響　17

確率的影響　17

過剰歯　79

画素　36

画像検出器　97

画像濃度　112

ガドリニウム造影剤　62

加熱トランス　9

ガラス線量計　25

カルテ番号　113

含気空洞　74

患者情報　114

間接作用　15

感染症のリスク　93

感染対策　107

感染防止　98

感度　33

ガンマ線　11

管理区域　4，25

き

基礎値　115

基底状態　10

軌道電子　10

吸収線量　13

キュリー夫人　2

矯正治療　75

曲面型　109

距離　26

距離による減弱　31

均一性　115

く

空間分解能　36，115

け

携帯型エックス線撮影装置　27

原子　10

原子核　10

原子番号　31

現像　111

現像液　112

現像液の温度　115

こ

高圧トランス　9

口腔癌　83

口腔乾燥症　92

咬合法　43

公衆被曝　23

甲状腺カラー付きの防護衣　105

硬組織　60

光電効果　31

口内炎　92

口内法撮影用エックス線装置　5

咬翼法　42

高齢者　106

誤嚥　69

コーン　40

コーンカッティング　46, 104

国際放射線防護委員会（ICRP）
　3, 22

固体半導体センサー　34

黒化度　112

骨吸収　84

骨シンチグラフィ　67

骨髄炎　93

骨折　80

根尖性歯周炎　78

コントラスト　32, 36

コンプトン効果　31

根分岐部病変　77

さ

最適化　24

撮影補助器具, 補助器具（フィルムホルダー）　97, 102

し

歯科衛生アセスメント　116

歯科衛生介入　116

歯科衛生計画立案　116

歯科衛生診断　116

歯科衛生評価　116

歯科診療補助　7

歯科用コーンビームCT　60

時間　26

歯根嚢胞　81

歯軸投影法　43

歯周炎　77

歯周病予防　94

指示用コーン　99

歯槽骨　84

実効線量　13

実長　39

自動現像機　97

磁場　62

写真コントラスト　32

遮蔽　26

遮蔽性　115

斜方向撮影法　43

周術期等口腔機能管理　91

周波数　66

出血　93

術者の被曝線量管理　25

シュラー法　56

障害陰影　50

障害者　106

照射時間　41

照射線量　12

照射ボタン　41

小線源治療　90

焦点　9

職業被曝　23

食生活指導　94

書面化　116

真空　9

シングルフォトンエミッションCT
　66

身体的影響　18

シンチグラフィ　66

シンチレーションサーベイメータ
　28

診療放射線技師法　4

診療補助　97

す

水洗時間　115

垂直性骨吸収　77

水平性骨吸収　77

スクリーニング　84

スクリーンタイプ　109

スタンダードプレコーション　107

せ

正当化　23

正放線投影（法）　42, 102

摂食嚥下障害　69

セファログラム　54

セファロスタット　54

セメント質　74

鮮鋭度　39

先天欠如　79

潜伏期間　18
線量限度　25

そ

造影剤　59, 68
造影CT　59
増感紙カセッテ　33
早期影響　18
早期障害　92
早期有害事象　92
象牙質　74
組織荷重係数　13
組織内照射　90

た

第1回ノーベル物理学賞　2
ダイナミックレンジ　115
唾液腺シンチグラフィ　67
唾液腺造影　68
唾液分泌障害　92
脱臼　80
単純エックス線検査　39
断層域　50
断層撮影　48

ち

中性子　10
直接作用　15
チンレスト　110

て

低コントラスト分解能　115
定着　111
定着液　112
デジタル画像　34
デッドマン式スイッチ　41

点検　115
電子カルテ　113
電磁波　30
電磁放射線　11
電離　10
電離作用　89
電離箱式サーベイメータ　28
電離放射線　3, 11

と

同位元素　12
投影角度　115
等価線量　13
頭部エックス線規格写真　54
特性曲線　32
突然変異　16
ドップラー法　64

な

軟組織　60
軟組織潰瘍　92

に

二重撮影　47
二等分法　43, 103
乳剤　33
乳幼児・小児　105
妊婦　106

の

ノイズ　36

は

廃液　113
破折　80
波長　31
抜歯禁忌　94

抜歯後治癒不全　93
ハロゲン化銀　33
半影　39
晩期影響　18
晩期有害事象　92
半導体式線量計　25
晩発障害　92

ひ

被写体コントラスト　32
被曝　2
評価　115
品質保証　114

ふ

フィルム　97
フィルムパケット　33
フィルム搬送　115
フィルムマーク　101
フィルムマウント　113
副作用　89
物質による減弱　31
ブラッシング指導　94
フリーラジカル　16
不利益　21
フレキシブル型　109
プローブ　64
分解能　60

へ

平行法　42, 103
平面型　109
ベータ線　11
ベクレル　2
ヘッド　40
偏心投影法　102

ほ

包括的チーム医療　92

防護衣　99

防護エプロン　99

放射性医薬品　66

放射性元素　2

放射性同位元素　12

放射線　11

放射線荷重係数　13

放射線感受性　16

放射線管理　3

放射線管理の記録と保存　6

放射線障害　3

放射線診療従事者　3

放射線診療従事者等の健康診断
　6

放射性同位元素　12

放射能　2, 13

訪問診療　27

訪問診療時の被曝線量管理　27

ポジトロンエミッション断層撮像
　67

ま

埋伏歯　79

み

味覚障害　92

密度　31

め

滅菌・消毒処理　108

も

モールド照射　90

ゆ

有害事象　89, 91

よ

陽子　10

陽性造影剤　68

ヨード製剤　59

ら

ラジオ波　62

り

利益　21

リスク　21

リニアック　89

粒子放射線　11

粒子線治療　90

れ

励起　10

レントゲン　1

この度は弊社の書籍をご購入いただき、誠にありがとうございました。
本書籍に掲載内容の更新や訂正があった際は、弊社ホームページ「追加情報」
にてお知らせいたします。下記のURLまたはQRコードをご利用ください。

https://www.nagasueshoten.co.jp/BOOKS/9784816013591

歯科衛生士講座 歯科放射線学			ISBN 978-4-8160-1359-1
ⓒ 2019. 1.31 第1版 第1刷	編	集	金田　隆
2022. 1.19 第1版 第2刷			奥村泰彦
2024. 1.11 第1版 第3刷			村上秀明
	発 行 者		永末英樹
	印　　刷		創栄図書印刷 株式会社
	製　　本		新生製本 株式会社

発行所　株式会社　永末書店

〒602-8446　京都市上京区五辻通大宮西入五辻町 69-2
(本社) 電話 075-415-7280　FAX 075-415-7290
永末書店 ホームページ　https://www.nagasueshoten.co.jp

＊内容の誤り、内容についてのご質問は、編集部までご連絡ください。
＊刊行後に本書に掲載している情報などの変更箇所および誤植が確認された場合、弊社ホームページにて訂正させていただきます。
＊乱丁・落丁の場合はお取り替えいたしますので、本社・商品センター (075 - 415 - 7280) までお申し出ください。
・本書の複製権・翻訳権・翻案権・上映権・譲渡権・貸与権・公衆送信権（送信可能化権を含む）は、株式会社永末書店が保有します。